DEPRESSION
A Guide for the Newly Diagnosed

抑郁症
写给患者及家人的指导书

〔美〕李·H.科尔曼（Lee H.Coleman）◎著

雷田◎译

重庆大学出版社

DEPRESSION：A GUIDE For THE NEWLY DIAGNOSED By LEE H. COLE-MAN, PHD. ABPD

Copyright：© 2012 BY LEE COLEMAN

This edition arranged with NEW HARBINGER PUBLICATIONS through BIG APPLE AGENCY INC., LABVAN, MALAYSIA. Simplified Chinese edition copyright：

2013 CHONGQING UNIVERSITY PRESS.

All right reserved.

版贸核渝字（2012）第 147 号

图书在版编目（CIP）数据

抑郁症：写给患者及家人的指导书/（美）科尔曼（Coleman，L.H）著；雷田译.—重庆：重庆大学出版社，2013.7（2023.2 重印）

（心理自助系列）

书名原文：Depression：a guide for the newly diagnosed

ISBN 978-7-5624-7322-0

Ⅰ.①抑… Ⅱ.①科… ②雷… Ⅲ.①抑郁症—诊疗 Ⅳ.①R749.4

中国版本图书馆 CIP 数据核字（2013）第 077286 号

抑郁症
—写给患者及家人的指导书

Yiyuzheng

[美]李·H.科尔曼 著

雷 田 译

策划编辑：王 斌

责任编辑：敬 京 版式设计：敬 京
责任校对：谢 芳 责任印制：赵 晟

*

重庆大学出版社出版发行

出版人：饶帮华

社址：重庆市沙坪坝区大学城西路 21 号

邮编：401331

电话：(023) 88617190 88617185（中小学）

传真：(023) 88617186 88617166

网址：http://www.cqup.com.cn

邮箱：fxk@ cqup.com.cn（营销中心）

全国新华书店经销

重庆市正前方彩色印刷有限公司印刷

*

开本：890mm×1240mm 1/32 印张：4.375 字数：87 千

2013 年 7 月第 1 版 2023 年 2 月第 5 次印刷

ISBN 978-7-5624-7322-0 定价：20.00 元

本书如有印刷、装订等质量问题，本社负责调换

前　言

　　我有幸能以指导、培训未来的心理学家为生。我对他们最重要的忠告是：永远别小视抑郁症的严重性。抑郁症是很棘手的，即使得到了很好的治疗也是如此。然而糟糕的是，大部分的抑郁症患者并没有得到正确的诊断和充分的治疗。即使得到治疗之人也没有做好抑郁症复发的准备。因此复发时，他们会感到低落、绝望。这是世界健康界的危机，也是一个悲剧。

　　通过这本书，我尝试一次一个人，逐步地扭转这种局势。如果你最近被诊断有抑郁症，或者你觉得自己抑郁了，我希望你可以得到最好的支持和治疗。这本书里我将谈到如何确定你的诊断完全正确，包括通过医疗评定来排出其他可能性；另外，我将谈到如何找到专业的心理健康专家，以及如何决定适合你的治疗方式；还有，我会告诉你如何管理你的一些日常的症状，这些症状可能会让你的生活变得艰难。最重要的，我要告诉你怎么控制协调这种绝望感，因为这些感觉可能会让你有自杀的冲动。

　　抑郁症如同讨厌的沼泽，了解它是一回事，穿越它又是另一回事了。我也曾患过抑郁症，所以我知道你也许会对这本书半信半疑。不轻信、不盲从是对的，所以我才通过大量的研究成果来说明：抑郁症是有希望的，抑郁症是可以治疗的。你所需要的只是时间、努力以及耐心。但是我希望你能意识到希望，能意识到治愈抑郁症的这段旅程是完全值得的。

目 录
CONTENTS

1 什么是抑郁？

在美国,抑郁是最常见的心理健康问题,平均每五个女性中或者每十个男性中就会有一个在他们的生活中经历着抑郁。由于太过于常见,所以抑郁也被称为"心理疾病里的感冒"。然而,抑郁远比感冒要严重,因为它可以影响到你生活中的方方面面,小到你的心情,大到你的世界观。如果得了抑郁症,你会觉得世界是冰凉的,你会觉得生活失去了快乐和兴趣,你甚至会觉得再活下去没什么意思了。虽然抑郁对不同的人有不同的影响,但是一般情况下抑郁患者都有一些通病。了解这些通常的症状可以让你明白什么是抑郁症,抑郁症会怎样影响你的生活。

抑郁症常见症状

抑郁症患者通常可能会有如下所列的几种症状。诊断的时候,心理健康师会试着了解你有多少这些症状,这些症状具体有多严重。如果你有如下五种及以上症状,并且这些症状已经持续了几个星期,那么你大概就得了抑郁症。但是也要知道,任何单个的这些症状不能说明什么,只是如果好些症状都在影响着你的生活的时候你就要注意了。同时要知道,只有专业的心理专家才能正确诊断抑郁症。在本书第二章里我会具体谈到如何确定你的诊断是准确的。

第一,**心情糟糕**。不足为奇,大多数抑郁症患者都注意到他们的心情比平时更糟糕了。虽然他们时不时也会度过美好的一天,但是抑郁症患者会经常感到悲哀甚至空虚。即使是和他们喜欢的人在一起,即使是在干着他们之前觉得很开心的事情,抑郁症患者也会觉得悲哀,周围的事情丝毫不能让他们开心。

第二,**兴趣丧失**。抑郁症患者很容易就对之前他们觉得快乐的事物失去兴趣。当你患了抑郁症的时候,你可能不像以前那样喜欢和朋友聊天了,你可能不再喜欢听你以前喜欢听的音乐了,你现在觉得这些音乐毫无意义。你会觉得生活、人际关系以及日常活动都不是那么有趣了,你甚至对性爱都没有兴趣了。

第三,**无精打采**。抑郁症患者感到工作困难,和朋友家人聊天困难,他们甚至连早上起床都觉得困难。其他的人会觉得他们很疲惫或者节奏变慢了。而且如果你得了抑郁症,你的睡眠也会被影响。有一些抑郁症患者可能会失眠,而有一些则可能会比平时睡得更多。

第四,**思考迟缓**。伴随着精力的下降,抑郁症患者通常还会出现思考迟缓。如果你有抑郁症,你可能变得犹豫不决,即使是面对一些基本的问题你也会不知所措，比如你今天穿什么，吃什么。甚至有些以前很简单的决定对你来说也会觉得很难，于是你只想整天待在床上。

第五，胃口改变。很多抑郁症患者都觉得食物不如以前那么吸引人了。可能还有一部分患者会吃得比以前多很多，因为他们觉得这样舒服。无疑，这些饮食上的改变会导致体重的改变。在本书的第五章我会谈论如何在你不觉得饥饿的时候或者你过多依赖食物的时候好好照顾自己。

第六，有负罪感、自责感。抑郁症患者通常会觉得自己很糟糕，而且这个度超过了他们本来的实际情况。抑郁症患者通常会为努力使自己不要偏离正常的生活轨迹而和自己较真或者对自己感到失望，他们甚至会责备自己的懒惰。更极端的是，有时抑郁症患者会因为一些和他们没关系，或者其实是其他人的错误的一些事情而责备自己。好像抑郁症的患者就是愿意认为他们很糟糕，而且他们会轻易去相信一些观点来验证这一点。

第七，抵制社交。抑郁症患者通常想独处，甚至会变得与社会隔离。他们和朋友家人待着不再觉得快乐，或者他们会担心他们可能会让其他人也低落。抑郁症患者很容易就会和朋友失去联系，或是不打电话，或者不联系。这是很棘手的问题，因为独处会让其他几个症状变得更加严重，但要让抑郁症患者和别人一块儿待着也很困难。

第八，有死亡或自杀的想法。更严重的是，抑郁症患者会以与正常人不同的角度审视这个世界，通常是一种阴暗、冰凉的看法。更悲哀的是，很多抑郁症患者都会有死亡或者自杀的念头，因为他们感到自己一文不值。负罪感、自责感、绝望、活得没有价值等想法都让他们感到生命无法承受，而这时他们开始感觉自杀好像是唯一的出路。本书的第六章里我会谈谈如何控制这些伴随着抑郁的自杀想法，如何管理这些想法，如何在这些想法膨胀前寻求帮助。尽管不是所有抑郁症患者都会失去生命，但是事实确实是很多自杀的人都患有抑郁症，或者是其他的心理疾病。

怎么辨别你只是单纯的心情不好？

了解完抑郁症的症状，很多人觉得抑郁只是心情坏的另外一种说法罢了，没什么大不了的。是的，每个人都会心情不好，很正常，它也是生活必不可少的一部分。然而，抑郁并不是简单的心情不好，它和心情不好在很多重要的方面都不一样。抑郁引起的心情不好往往更强烈，可能超过了生活里本身的一个尺度。而且，它也可能持续更久。心情不好一天或者几天是正常的，这种情况我们都有过，但是当你经常感觉自己一连几个礼拜都心情不好的时候就需要引起注意了。

怎么辨别你只是单纯的悲伤呢？

如果你心爱的人去世了，或者离开你了，悲伤是在所难免的，这和抑郁的感觉类似。但是悲伤和抑郁最大的不同是悲伤是人们为失去心爱的人悲伤，而抑郁则是抑郁症患者对他们自己感到悲哀。弗洛伊德在他的著作《悲伤与抑郁》（1917年）里提到："当你悲伤的时候，你感到世界是空虚的；当你抑郁的时候，你感到你是空虚的。"为失去心爱的人感到悲伤是健康的，当我们最终学会在没有这些人后该如何独立生活时，这种悲伤就会逐渐消失。然而，抑郁是没完没了的，它很难自我消除。

最后要记住，抑郁不是简单的心情不好。当你哪天过得不愉快时，你依然可以工作，可以玩乐，可以干你平常干的其他事情。但是如果是抑郁的话，影响就很严重，而且还会蔓延。正如我在上面论症状里面提到的一样，它能影响你的睡眠，你的胃口，你的注意力，你的思考力，甚至是你看待问题的方式。这远比单纯的心情不好要复杂。

抑郁为何如此严重？

因为抑郁影响生活的许多方面，无论以何标准，它都是相当严重的。世界卫生组织根据患疾病的时间长短计算，抑郁是世界上身心障碍的一号病因（穆沙维，等，2007）。它对你的健康、你的工作、你思考的方式以及你的人际关系都有严重的影响。我们来看看抑郁影响我们生活的几个最常见的方面：

健康后果

抑郁症相对于其他主要的医疗疾病来说有更高的发病率，包括冠状动脉疾病（科瓦加，等，2009）以及糖尿病（潘，等，2010）。更糟糕的是，抑郁症患者还会染上不同的并发症，这些并发症医疗状况不同，也更难治疗。因此，抑郁症患者更有可能因病受伤或者因病死亡，他们可能要为医疗花费更多，同时他们会失去很多从事工作以及其他活动的时间。

人际关系后果

抑郁症和几种人际关系问题密切相关，例如过分依赖他人，并且不断地从他人那里寻找安慰（乔伊尔，2002）。抑郁也给婚姻以及其他情感问题带来麻烦，没有抑郁的一方当然也会受到伤害。这些人际关系问题可能是引起抑郁的起因，而且这些问题在患上抑郁症后会加重。

心理后果

抑郁症最严重的问题在于它可以使你感觉自己很虚弱，这不光是因为它使你无精打采，还因为你会觉得你自己能够"睡一觉就好起来"。很多人都有这样的想法（因为抑郁症是不能通过医学观察发现的，它也不能通过验血来诊断）。这种想法是很有破坏性的，不光是因为这想法本身是错误的，还因为这想法会让很多患者觉得抑郁症就是存在于他们的大脑里面，所以他们不愿意接受治疗。最糟糕的是，有一些人会变得特别抑郁，以至于他们不能想象生活改善的样子，最终，他们走向了自我灭亡。

你并不孤单，你还有希望

了解了这么多关于抑郁症的严重后果后，你可能会问，那么是不是有一些好消息呢？答案是肯定的。抑郁症对于大多数人来说都是可以治愈的。如果说你只能从这本书里学到一点有用的信息的话，那应该是抑郁症是可以，也是应该被治愈的。这本书主要是谈你怎么通过自己的努力一天天地帮助自己治疗，包括如何让自己主动地去获得正确的诊断以及主动地获得正确的治疗。

大多接受治疗的抑郁症患者都好转了，而且和没有接受治疗的患者相比，他们好转的速度快多了。第一次患上抑郁症同时并没接受治疗的人平均可能会抑郁8~12个月，但是如果接受治疗的话，他们8个星期就可以看到很大的改善（兰德，凯勒，2002）。另外，寻求治疗对于减少抑郁症的复发率也是很重要的。抑郁症对大多数人来说都是有可能复发的，这一点我会在后面详细阐述，但是如果早期正确治疗的话，将来再患抑郁症的几率是可以降低的。

其他什么事情都是可以帮助治疗的，对于这一点你可能持怀疑或者消极态度。你可能已经接受了好几次治疗但是效果并不明显，你甚至可能为此感觉悲观绝望。当你感到悲观的时候，你要考虑你的这种悲观可能是抑郁症本身造成的，因此为了使你改变这种想法，我们首先要对这种消极思想进行治疗。这可能会让你感到沮丧，尤其当你是一个犹豫不决的人时———旦你患了抑郁症，要让这种消极思想自己消逝的话需要很长时间。

如果你之前做过抑郁症的治疗但是效果并非你想象的那么好，你要考虑你是不是得到了正确的治疗。不到一半的抑郁症患者得到了正确诊断并治疗（冈萨雷斯，2010）。在第二章的时候我会教你如何确保你是得到了正确的诊断，这一点很重要，因为唯有正确诊断，方能正确治疗。

如果你确实是得到了正确的诊断和治疗，但是你的情况依然没有好转的话，也不要气馁！抑郁症是很顽固的，有些时候适合这个人的治疗可能并不适合另外一个人。在第三章我会谈谈怎样从不同的治疗方案里选择最适合你的那一种。

你怎么会患抑郁症？

你自然会纳闷儿：我是如何患上抑郁症的？在回答这个问题之前你要知道，抑郁不是你的错。这个问题只有在它能帮助你好转的情况下才是有意义的，而不是你抱怨的源头。抑郁与脆弱无关，与懒惰无关，它更不能反映你是哪种人。虽然抑郁不是你自己带给自己的，但是你却可以通过自己的努力让自己好转。

记住抑郁症是一种疾病。然而由于我们不能通过验血或者拍 X 光来检测抑郁症，有一些人就会小视他们的一些症状，或者更糟糕的，他们会责备自己为什么不能"重新振作起来"。你可能想过，或者被告知过抑郁仅仅"藏在你的脑子里"，所以你只需要让自己思想强大就可以好转了。我希望你能摒弃这些观点。我经常告诉我的病人说，如果真的那么简单的话，你早就痊愈了。

当谈论一些特定的疾病是如何患上的时候，你可能听说过"先天与后天"因素。正如很多心理疾病一样，抑郁症是由基因、生活环境以及一些生理及心理的因素共同作用而成的。

引起抑郁症的生理因素

引起抑郁症的因素中会有一些遗传的成分，有大量的医疗状况都能说明这些遗传的趋向性。下面我列举一些基本的医疗或者生物学现象，它们可能与人们为什么患抑郁症有关。

家族史

心理健康专家说抑郁症与家庭有关，什么意思呢？是说如果父母中有一方（或双方）有过抑郁症史的话，子女就很可能在他们的生活中患上抑郁症。这与基因无关（也和你被抚养的方式无关）：抑郁症是不能被遗传的，也没有什么遗传抑郁症的基因存在。但是临床医学指出这些子女是继承了对抑郁症的低抵抗性，而且这种特殊的生活环境很容易在这些低抵抗力的子女身上造成抑郁。现在,科学家估计有 20%~45%的抑郁症都归因于这种"遗传"因素(华莱士,斯耐德,麦古芬,2002)。

医学因素

当你在寻求治疗抑郁症的时候,你首先要弄清楚你的这些症状不是由于一些医疗状况引起的。这种情况比你能料想的还要常见,而且这也是为什么我建议你在一开始诊断抑郁症时去拜访一下你的医生或者心理医生,他们都可以诊断这些医疗状况。很多医疗状况,从甲状腺问题到荷尔蒙失调,都可以产生与抑郁症相类似或者更严重的症状。下一章节我将详细谈论这个问题。

药物诱发

一些特别的药物可以产生与抑郁症相类似的症状,这些药物甚至可能让抑郁症更严重。作为治疗好转的一部分,你需要和你的医生或者临床医师坦诚你都在使用哪些药物,包括处方药、毒品、草药以及酒精。酒精是一种中枢神经系统镇静剂,它可以使抑郁症患者很难从抑郁里恢复过来。每个人的酒量不一,但是在你接受治疗的时候,你需要和你的医生谈谈怎么样减少饮酒,或者说彻底戒酒。这一点我在第八章会详细谈到。

化学起因

你可能听人们说过抑郁症就是由大脑里"化学物质失衡"引起的。虽然这种说法未免太过于简单化,但是抑郁症患者的大脑里确实有特定的化学形态。我们的大脑里有一种叫神经递质的东西可以帮助把信息从一个脑细胞传递到另一个脑细胞,当然详细讲解大脑的这种化学机制超出了本书的范围，但是当抑郁症患者大脑里的个别神经递质（如 5-羟色胺、去甲肾上腺素或者多巴胺）上升时，他们的情况确实会趋向好转。

引起抑郁症的心理因素

除了前面提及的一些生理因素，还有一些心理因素也可能引发抑郁症。这些因素通常涉及当你生活中遇到很有压力的事情时你怎么想，你怎么感受。并不仅仅是发生在我们身上的这些事情，而是我们怎么看这些事情。即使有些事情对于所有人来说都是有压力的，但是它们会对不同的人造成不同的影响，而这取决于人们能从发生的事情中看到什么。下面我们来看看具体是哪些心理因素。

面对失去的反应

生活中的哪些事情可以引发抑郁呢？通常这些事情都和失去有关，比如死亡、失恋、离婚，或者甚至是换工作。这些事儿对所有人来说都是有压力的，但是那些对抑郁抵抗力低的人在处理这些压力的时候显得特别困难。抑郁的人不能适应、处理这些压力，他们不能拾起自己的资源来修复人际关系，或者不能去寻找新的人。更悲哀的是，他们甚至会觉得这种失去是自己造成的，或者他们活该遭受这种失去，即使有些时候这压根儿不是他们的问题。

你如何看自己以及这个世界

有一点很重要，就是抑郁症与我们如何看这个世界紧密相

11

关。例如，抑郁的人通常为一些不是他们的错的事情而责备自己，或者更糟糕的是，他们觉得问题不可能改变了。即使当他们知道可能是他们想得不对时，但想让他们彻底转变思维也挺难的。记住，当你接受治疗时，不管是什么让你这么消极地看待事物，你都要从思想上进行改善。

从以上的论述你能得到什么呢？抑郁症是复杂的，它不是由哪一个单一的因素引发的。所以不能说抑郁是先天的还是后天的，或者是因为什么童年经历，或者大脑化学物质的问题。我们所知道的是，人们可能会遗传抑郁的倾向，而后在遇到生活周围的一些有压力的事情时很脆弱，于是变得抑郁了。

虽然抑郁的起因很复杂，但是我想说，到底是什么最初引起一个人抑郁这个问题不是很重要。我所谈到的治疗方法无论对于什么起因都是有效的。而重要的是什么呢？我觉得应该是什么在维持着这种抑郁，因为知道了这一点，你就会明白你的生活中哪些东西需要改变。

抑郁症及其他心境障碍的分类

每个患者的抑郁症不都是一模一样的，其实抑郁症有不同的种类。

重度抑郁发作

先介绍一些专业术语。当你得抑郁症的时候，心理健康专家会根据你达到的临床标准时间记作抑郁发作。一次抑郁发作少到几个星期，多到几年不等，但是平均来说抑郁发作会持续五六个月。当你第一次有抑郁发作时，心理医生会诊断你为"重度抑郁症，单次发作"，当你再次患抑郁症时，你的诊断会变成"重度抑郁症，二次发作"，一旦你抑郁症症状消失后，你就进入了"缓解期"，如果你在进入缓解期后不久，通常前六个月内又抑郁了，你就是"复发性抑郁症"，而如果你是在没有抑郁症状后很长一段时间，通常六个月以上才又得了抑郁，你就是"复燃性抑郁症"。

有忧郁特征的抑郁症

一些抑郁症患者会出现一些忧郁的症状。这基本上是说他们发现要感觉到快乐或者要对一些他们觉得快乐的事情重拾兴趣很困难。他们精力低下，每天早晨的时候他们感觉尤其糟糕。

非典型抑郁症

虽然叫作非典型，但其实这也是抑郁症的一个子类。大多数抑郁症患者都有一些特定症状，这之中包括睡眠少，饮食少。

然而有一些非典型抑郁症患者却比他们患病之前要睡得多，吃得多。但是即使是睡眠多了，他们还是感觉到疲惫，没有精力。他们通常会说他们心里感觉很沉重，而且他们对于拒绝显得尤其敏感。有趣的是，非典型抑郁症患者通常可以暂时地由于外界的一些开心的事儿而感觉快乐，但是这种快乐通常不能持续，他们很快便会回到抑郁的状态。

季节性抑郁症

有一些抑郁症患者的症状与秋冬季节交替相符，这种抑郁症叫"季节性抑郁症"，简称"SAD"。白昼时长缩短，天气转冷以及日光的减少都会导致这些人进入抑郁发作。治疗这种不常见抑郁症很有意思，除了传统治疗外，医生还会让患者一天在全谱光线下曝光几个小时好让身体以为获得了自然光线。

产后抑郁症

有一些女性发现怀孕时引起的荷尔蒙和情绪的改变会引起抑郁的感觉，让她们觉得悲伤，有压力，让她们觉得她们不能够照顾好她们的孩子。很多时候这些症状会在孩子出生以后消失，但是对于一些女性来说，这种抑郁症状会一直持续。

精神病性症状抑郁症

有一小部分的抑郁症患者会出现精神病性症状,换句话说,他们脱离了现实。精神错乱的人会妄想极度不寻常体验,甚至是幻觉。这种抑郁症通常都很严重,而且对其的治疗通常需要向患者的临床医生和心理医生进行咨询。

轻郁症

最常见的心境障碍之一就是心境恶劣,通俗点说就是心情不好,就是说重度抑郁患者症状不那么严重,但是持续的时间却更长。要正确诊断这种抑郁症,患者达到这种标准至少两年以上。如果一个人在同时既达到了重度抑郁发作的标准,又达到了轻郁症的标准,我们说这是"双重抑郁症",要治疗双重抑郁症,就比治疗轻郁症和重度抑郁发作要难了。

关于躁郁症

躁郁症学名叫"狂躁抑郁症"。对于躁郁症患者来说,抑郁只是一部分。当抑郁治好过后,这些人要么回到正常的心情状态,要么,他们会走向抑郁的另一个极端。和抑郁症一样,躁郁症也会影响你的心情、精力、睡眠以及看待世界的方式。但不同的是,躁郁症会让你轻浮,让你兴奋,甚至让你狂躁,让你过分地精力充沛,过分地冲动,让你几乎不需要睡眠,甚至会让你有精力去从事一些危险的事情而毫不考虑后果。躁郁症可能让你对很多事情都有短暂而激烈的兴趣,甚至是一些野蛮、妄想的事情,比如他们具有魔法。

这个阶段可能被称为"躁狂发作"(当症状很严重时)或者"转躁狂发作"(当症状不是很严重时)。但是每一种都需要仔细诊断。轻躁狂症患者平常会精力充沛,诙谐幽默,主动而且快乐常伴左右。但是糟糕的是,无论是轻躁狂症还是躁狂症都会导致思绪翻腾,使患者一直说话,做事冲动,还想做一些危险的事情,甚至会让患者有一些妄想。悲哀的是我还经常听说躁郁症患者冲动地透支了他们的信用卡,冲动地发生冒险的性行为,还相信他们有特殊的知识甚至是超能力,甚至他们还会演化成妄想症、精神病。躁狂症太严重了,而且可能导致一些主要的生活问题,甚至是入狱、住院或者自杀。

通常轻躁狂症或者躁狂症都会随着抑郁发作而改变,有时一年最多可以改变几次。所以当你患了抑郁症后,你还要知道你的抑郁发作是否只是你更大的心绪变化的一部分而已。通过让你的心理健康医生诊断,可以帮助你确认这种可能性,而且可以让你得到正确的治疗。治疗躁郁症通常都要配合药物治疗,而且需要患者对其生活方式作出重大转变,这样可以避免引发其他的躁狂症抑或是轻躁狂症。

全面探讨躁郁症不在本书的范围内。当你怀疑你自己有躁郁症的症状时,本书里的大多建议都已经对你不适用,即使有时你也会有抑郁的症状。这时候你需要和你的健康医生或者心理医生讨论一下怎么控制你的症状。我向年轻的朋友们推荐罗斯·费德曼和安德森·汤普森合著的《面对躁郁症：年轻人如何应对躁郁症》（当然，这本书同样适合其他人）。

总　结

抑郁症是很严重的心理疾病，它不仅影响你的心情，同时还影响你的身体、你的想法、你体会这个世界的方式。它不是由单一因素引起的，但是人们会遗传对抑郁的低抵抗力从而一旦生活中出现困难他们就容易出现问题。这不是你的问题，也不是其他人的问题。好消息是抑郁症是可以治愈的，而且概率很大；坏消息是大多抑郁症患者都没有得到正确的诊断和治疗。所以在第二章，我要详细谈谈怎么得到正确的诊断。

2 正确诊断抑郁症

如果你怀疑自己是不是得了抑郁症,那么寻求准确的诊断至关重要。超过一半的抑郁症患者都没有正确地诊断或者治疗,所以我来讲讲怎么确保你的诊断就是正确的。

诊断正与误,结果大不同

由于我们这本书主要受众是那些刚患抑郁症的人,所以你可能在这之前已经做了一些工作。如果是这样,那太好了,因为这本书可以就如何确保你的诊断是正确的这个问题给你一些建议。如果你还没有去诊断,也没关系,我来教你第一步怎么做。

第一步:医疗检查

诊断抑郁症,最好先做医疗健康检查。为什么呢？因为很多小病小痛都可能影响你的精力、你的睡眠、你的食欲包括你的性冲动,所以你首先要确认你的这些毛病不是由于一些身体疾病或者健康状况引起的,而是由于抑郁症引起的。事实上有很多病症都可能使你出现抑郁症的症状,甚至是更严重的症状。从我的经验来看,我遇到过好几个患者他们的问题结果是由于其他的健康问题,诸如甲状腺功能减退、糖尿病或者睡眠障碍引起的。对这些健康问题作出诊断一方面可以替你治愈这些问题,另一方面,这其实也是准确诊断抑郁症的必经之路。

你还需要明白,诊断健康状况和抑郁症这个问题并不是一个非黑即白的问题,也就是说,你可能同时既有健康问题,又有抑郁症。有很多身体或者心理毛病会和抑郁症同时发生。好消息是不管你是否在治疗抑郁症的同时也在治疗这些毛病,至少抑郁症这件事儿对你其他的健康毛病是有好处的。例如,治疗抑郁症可以降低血液中压力荷尔蒙皮质醇的含量,可以降低患冠状动脉病症和其他疾病的风险。

要告知你的健康医生的信息

在你见你的健康医生,或者心理医生之前,你要准备回答下面这个问卷里的问题。如果下面这些问题中不管哪一项都已经折腾你近两个礼拜了，你要告诉你的医生这些症状的频率是多少。这样做可以帮助医生了解你的情况，让他们作出正确的诊断。这个问卷叫作"患者健康问题9项"（PHQ-9表格），是由斯彼特泽、威廉和克伦克三人开发的，在确认抑郁症时应用很广泛。

患者健康问题（请勾选出在过去两周困扰你的下列症状的频率）			
1.干事情没兴趣，或者觉得没乐趣			
A.一点也不	B.几天	C.超过一半的时间	D.几乎天天
2.感到低落、压抑或者绝望			
A.一点也不	B.几天	C.超过一半的时间	D.几乎天天
3.入睡或者睡眠困难，或者睡眠过量			
A.一点也不	B.几天	C.超过一半的时间	D.几乎天天
4.乏力或者精力不足			
A.一点也不	B.几天	C.超过一半的时间	D.几乎天天
5.没食欲，或者吃太多			
A.一点也不	B.几天	C.超过一半的时间	D.几乎天天
6.感觉自己很糟糕，或者觉得自己太失败，或者觉得自己让自己或者家人失望			
A.一点也不	B.几天	C.超过一半的时间	D.几乎天天
7.精力无法集中，比如看电视、读报纸			
A.一点也不	B.几天	C.超过一半的时间	D.几乎天天
8.行动或者言语迟缓，或者相反：过于不安，慌张，不断走动			
A.一点也不	B.几天	C.超过一半的时间	D.几乎天天
9.感觉死了会更好，或者有想伤害自己的想法			
A.一点也不	B.几天	C.超过一半的时间	D.几乎天天

10.最后,如果你有上述问题,那么这些问题让你们正常从事工作或者家务或者与人相处有多难?			
A.不难	B.有点难	C.很难	D.特别特别难

　　回答完这张表后,你的医生会根据你回答的情况检查你的症状,并且根据这些症状来对你进行诊断。

其他要告诉你的健康医生的重要信息

　　接下来,你应该把下面这些信息也列一下详细的清单,并告知你的健康医生。

最近的用药及用量

　　除了谈谈你的症状外,你还要告诉你的健康医生你最近在吃的一些药,包括处方药、非处方药或者中草药。很多药物对心情都有一些无法预料的作用,所以要确保你的这些抑郁症状和这些药品的副作用无关。

其他的症状或者问题

　　抑郁症一般不单独发生,第八章我会详细讲到这个问题,但是在这里我是想说抑郁症会经常伴随着其他精神疾病比如焦虑症,或者一些健康问题比如贫血而产生。老实告诉你的医生这些病症对正确诊断有好处。如果你不知道如何说,你可以说说你是怎么发现你最近不一样的。你也可以问问你信任的一些朋友,让他们告诉你你最近有什么异常。

家庭既往病史

还有重要的一点,你要告诉医生你的家族既往心理病史。因为我在第一章提到过,心境障碍可能与家庭有关,所以你们家庭的一些信息也很关键。如果你的爷爷奶奶、姥爷姥姥、爸爸妈妈或者其他兄妹有过抑郁史,那你得抑郁症的可能性就会偏高。

酒精和毒品

除了谈医疗健康情况,你还要向你的医生坦白你喝酒吗,以及喝酒的频率是什么样的。同样如果你在使用一些药物,包括毒品,你也需要和你的医生坦白。这是为什么呢?因为滥用药物多数情况下都是由抑郁症引起的,而且它会严重影响你的抑郁症康复。很多人都会回避谈这些违法的药物的事情,因为怕惹麻烦。但是关于你使用毒品的这些信息对于正确诊断你的抑郁症或者其他心理病症却是至关重要的,所以,诚实一点吧,百益无一害。

我不是审判长,这也与伦理道德无关,作为一个医生,我只是想治好你的病。如果过度饮酒或者吸毒,这会影响正确诊疗抑郁症。更糟糕的是,酒精和毒品可以使你的康复之路也受阻。所以你一定要对你的健康医生或者心理医生坦白你饮酒和吸毒的事实。

其实饮酒本身并没有什么问题,问题是饮酒对你生活的影响最终会影响抑郁症的治疗。在你治疗期间,即使是小酌也可能是问题。因为酒精作为一种中枢神经抑制剂,可以让你的大脑产生疲惫感,能让你心跳减慢,呼吸减慢,肌肉松弛,思考和反应都放慢。这些感觉可以暂时让你感到舒服,但是如果你患有抑郁症的话,你可能已经是被笼罩在感觉迟缓、精疲力竭、思路不清的迷雾下了。那要这样的话,酒精就会让这些症状加重,而且会让患者更不想去从事一些积极的活动。考虑到这个原因,我建议你在恢复期间还是减少饮酒,或者再好一点索性戒酒。我不是让你永远戒酒,我只是说现在,在你从抑郁症恢复的这段过程中。

另外,如果你有服用一些抗抑郁的药物,你应该和你的健康医生或者心理医生仔细聊聊你饮酒这个问题。很多抗抑郁的药物都能加强酒精所带来的这些效果,所以你的身体会反应更强烈。服用一些抗抑郁药物,即使你只是饮了一点酒也可能对你的身体产生双倍甚至更大的影响,所以这样要想衡量酒精对你的心情、健康、辨别力以及思考力的影响大小就不容易了。甚至,如果你要服用一些药物,比如单胺氧化酶抑制剂,那么酒精可能会致使药物相互作用。因此,你还要向你的健康医生或者心理医生询问哪些其他药物和酒精能与哪些药物相互作用。

拜访医生时我们要有什么收获

由于我们现在的医疗保障制度的原因,大多数人都会在一开始去拜访他们的家庭医生。这样其实是一个好的开始,因为正如我前面提到的,他可以帮你检查你的医疗状况,而且他也可以替你诊断抑郁症。另外,和其他的心理医生或者精神病医生比起来,如果你已经熟悉你的家庭医生了,那么你在和他谈话的时候会感觉舒服一些。

但是即使你是以拜访你的家庭医生为开始的,这不意味着你一定就可以最终从他那里解决问题。虽然很多医生对抑郁症的诊断还是很在行的,但是如果这些医生都基本上是通才,他们可能对一些类似于抑郁症的心理病症的治疗不是很专业(米契尔,维兹,饶,2009)。所以你要问问你的家庭医生在治疗抑郁症方面的经验,这很重要。如果你的医生没有谈到谈话治疗这个法子,你也要多问问他一些问题,这样你才能做也知情的决定。

那么你的家庭医生一般要评估哪些东西呢?这取决于你的症状,他可能希望能根除你的一些医疗症状。一些甲状腺问题可能会引发荷尔蒙失调从而导致与抑郁症类似的症状,所以你一定要让你的家庭医生知道你的家庭既往一些关于甲状腺或者其他内分泌的病史。

你的家庭医生可能还会问你是不是营养适当,因为营养不良也可能会对你的心情和精力产生一些负面的影响。如果你不是很确定你是不是吃得好,你的医生可以检测你体内前白蛋白的水平。前白蛋白是你体内运载荷尔蒙和维他命的化学物质,如果前白蛋白的水平很低,就说明你缺乏蛋白质和其他营养。另外,如果你体内诸如钠、钾等这些帮助身体机能正确调整电子神经脉冲的电解质失衡的话,也可能影响你的神经功能。还有,贫血,即血液中红细胞不能正常传递氧时,也可能对你的心情和精力产生显著的影响。一些很简单的验血就可以检查这些毛病或者其他毛病。

由于你的家庭医生可以开处方药,所以他们可能会问你要不要开一些抗抑郁药物。关于药物治疗这个问题我在下一章节会详细谈到,但是现在呢,你要问你的家庭医生如下问题,这很重要:

- 这药物有什么作用?
- 这药物多久吃一次?
- 这药吃了多久以后才能见效,我应该会看到哪些变化?
- 这药吃了后通常会有哪些副作用?
- 是否有一些副作用出现以后,我需要马上再到你这来?
- 什么时候我们可以再见面来讨论这药是不是有效果?
- 我需要坚持吃这药多长时间?
- 体检过后,下一步是什么?

不要害怕问问题。现在问明白了总好过将来承担一些不确定的风险吧。任何一位称职的医生都应该欢迎患者提问,而不应该感到不耐烦。

对于很多抑郁症患者来说,他们治疗抑郁症都是从拜访他们的家庭医生开始的,也是在家庭医生那里结束的。这本身并不是一件坏事儿,但是如果你有很多更好的治疗方案可选的话,这样做就显得有点局限了。所以除了去拜访你的家庭医生之外,你也可以去拜访心理医生,你还可以去拜访一些专业治疗类似抑郁症等心理问题的心理健康专家。

拜访心理健康专家有什么收获

接下来,我们谈谈拜访心理健康专家的事儿,心理健康专家不是你最初的治疗医生,他们是专门从事诊断和治疗精神及行为毛病的人。可能你的家庭医生向你推荐过专门的心理医生,也可能是你自己选择让一些顾问或者临床医学医生给你诊断。我们首先来区别一下最主要的两类心理健康专家,一类是主要做谈话治疗的;另一类则以开处方药为主。

心理学家及其他谈话疗法专家

有很多心理健康专家都有能力诊断并治疗抑郁症,他们分为不同的类别,最常见的有(按头衔分):

- 临床心理学家,通常都有心理学博士学位(PhD 或者 PsyD)
- 执业临床社工(LCSWs)
- 婚姻与家庭治疗师(MFTs)
- 执业临床专业咨询师(LPCs)或者心理咨询辅导(MHCs)
- 心理分析学家,通常都有硕士或者博士学位,他们通常都专门提供长期、深度的谈话治疗

以上所有这些头衔都要求当事人向国家许可管理机构证明其已经接受正规的训练或者学习,而且他们还必须获得相关证

书。你可以向一个可能成为你的治疗师的医生先问问他的学历、培训经历,以及诊断及治疗抑郁症方面的经历。一个称职的治疗师应该欢迎患者提问,而不应该感觉到不耐烦。

由于你寻求治疗的地点不同,你的治疗师可能还在培训,所以他们的头衔会是"心理学实习生"。心理学实习生在见你之前要把这一事实向你坦白。这些治疗师会由持证专家辅导并监督,在持证专家的监督下,他们同样可以提供很好的治疗。

为了方便,在这里我将使用"治疗师"代指所有称职的、提供谈话治疗的医生。但是你要明确"治疗专家""顾问"包括"心理治疗师"这些词本身是不受国家机构规范的,也就是说任何人都可以以这些头衔自居,无论他们是不是受过相关的训练。如果有人戴着这些头衔提供一些治疗而又拒不公开他的学历以及专业头衔的话,你可以详细问问关于他的背景以及接受过的训练。

还有一些其他的关于心理健康专家的头衔,取决于你居住在哪个洲。我不会在这里列举所有可能的头衔以及资格证书,我只是想告诉你你随时都可以问有可能成为你的治疗师的人那些关于他们的教育背景、接受的培训以及经历。

拜访治疗师要有什么收获呢

第一次去拜访治疗师的时候你应该期望得到什么呢?你第一次和治疗师的会面可能持续四十五到九十分钟,这取决于治疗师怎么操作。你的治疗师可能想明白是什么让你想到他这儿来寻求治疗,可能想明白你的症状持续了多久了,可能想明白你治疗的最终目标是什么，以及有关你情况的其他方面。你的治疗师除了问你的抑郁症外可能还会问一些关于你的问题，从而更加了解你，比如你的家庭、你的工作、你的人际关系以及你的健康状况。

第一次拜访治疗师后，最完美的结果是你开始明白一些你正在治疗的问题的本质是什么。生活中的问题通常都不是那么简单的，但是你和你的治疗师应该可以有一些试验性的想法了。根据具体情况的不同，在第一次见面后，治疗师可能会，也可能不会作出一个确定的治疗计划。一般治疗都只有在几次会面之后，治疗师完全明白而且确定你的核心毛病了，才会开始。不要幻想第一次会面之后，一切都会神奇般地恢复，你而是应该期望在第一次见面后你和你的治疗师对接下来的治疗彼此都有一些观点了。

那么谈话治疗到底是怎么回事儿呢？在第三章的时候我会详细谈到这个问题，但是现在我要告诉你一些你需要知道的主要的东西。无论你的治疗师怎么操作，最重要的是你和你的治疗师要做到心有灵犀，你觉得你可以对他做到完全坦白和诚实。患者和治疗师稳定并且信任的关系，是治疗可以循序渐进的重要保障。如果你在见了你的治疗师几次面后你都无法做到和他产生预期的心灵感应，那么你就要把这个问题提出来，如果可以的话，再找找其他的治疗师吧。如果心灵无法感应的话，你没必要非得卡在第一个治疗师身上。

如果你和几个治疗师都见面了，那么你到底应该选择哪一个为你治疗呢？对于这个问题其实没有说100%完全适合，只是说在你做出决定时这些重要的因素是要考虑的。例如，你是不是真的喜欢你的治疗师，你是否感觉你可以完全信任他？他谈话是不是真诚，而且没有使用一堆复杂的专业术语？他又有多少了解你呢？花一些时间来回答这些问题，尊重你的想法，你的感觉，如果有一些事儿感觉不那么对头，你完全可以找另外一个人以一种信任的关系来和你配合治疗。

那么，感觉的关系现在建立好了，然后呢？然后就是你的治疗师对你说的所有东西、你的回答都必须是清楚明白的，不是迷惑的。你的治疗师应该要知道是什么一起维持着你这抑郁的状态，即使有时候他并不清楚是什么引起的。一旦你们俩对于问题的本质彼此都认同，那么接下来你们就可以开始制订一下以后的治疗计划了。一些治疗师会唤起你思考问题的方式，并且让你以一种新的方式来重新审视自己，比如你可能觉得说了什么或者做了什么糟糕的事就意味着你是一个糟糕的人。另外，一些治疗师可能会就你的人际关系问题作一个规划，比如你可能觉得向你的男女朋友表达你想要得到什么很难。无论哪种方式，最重要的是你和你的治疗师彼此就是什么因素导致你一直抑郁这个问题达成一致，并且你们共同作出了如何改变它的计划。

电视或者电影通常给我们展示这么一个画面来描述心理治疗：一个患者安详地躺在沙发上，任思绪自由翱翔，旁边坐着一位老人（通常都会挂满胡须），尽职尽责地在写字板上潦草地记录着什么。幸运的是，在现实生活中，心理治疗通常都不是这样的，现实生活中的治疗应该是你和你的治疗师通过互动的聊天，你逐渐对自己有了更好的认识，而且你可能会知道你要开始怎么改变自己。我用的是"逐渐"这个词，因为现实生活中的治疗通常都不会和电视里一样，你不可能突然来一句"哈哈"，于是所有问题都根除了。还有很多人觉得治疗会特别多地聚焦在他们的童年经历上，他们觉得这样可能帮助他们意识到是童年的哪些人生经历引发了现在的抑郁症。但是在这里我要对这种传统的认识提出挑战，原因如下：首先，现在目前，让你有一些准确的期望，或者让你明白你抑郁症的根源，我觉得这两点都没有是什么在维持着抑郁症重要，另外，像抑郁症这样复杂的事情通常都不是简单地由一个或者两个问题引起的。诚然，如果你觉得知道是什么引起了你的抑郁症会让你感到满足，但是我要告诉你这并没关系。不要以为这样是不是你的治疗里就会缺失什么。通常，注重眼下的生活才是更重要的。

精神病医生

精神病医生是心理健康专家，同时也是一名医生。这意味着他拥有医学硕士或者博士学位，同时还接受了诊断和治疗心理情感疾病的专业培训。有些精神病医生专门开处方药来治疗，有些则专攻谈话治疗，有些则是双管齐下。当你接受精神病医生治疗时，你可以问问他可以提供哪些服务，不提供哪些服务。

当你在考虑选哪个精神病医生的时候问哪些问题比较好一点呢？你可以问问他除了开处方药，是不是还提供谈话治疗呢？如果他回答是的话，你应该和他具体谈谈他提供哪些服务，而你又想得到什么。如果你主要是想找一些谈话治疗的医生，那么我鼓励你问上面的关于精神病医生及其他治疗师的段落里的一些类似问题。

你还应该问问你是不是更喜欢谈话治疗和开处方药的医生都是同一人,有一些人喜欢这样,但有一些人又喜欢这两种方式由两个人分开来进行。其实哪一种方法都是可以的,但是如果你用的是第二种方法,一定要这两个人之前能就你的病情相互沟通,这一点很重要。

很多精神病医生都会在他们有把握的情况下给患者开一些处方药。如果你得吃药时,那你是应该让你的家庭医生给你开呢,还是让精神病医生给你开呢? 我建议你还是让精神病医生给你开药,一来他们专攻一些针对于抑郁症的处方药,二来他们在治疗抑郁症方面也更专业。我倒不是说你的家庭医生在开抗抑郁症处方药或者说治疗抑郁症方面不合格,我只是说和精神病医生比起来,他们不能像精神病医生一样有一些能拿到桌面上来的专业知识和技能。还有,抑郁症只是家庭医生每天所治疗的众多疾病中的很小的一部分(米契尔,维兹,饶,2009),而精神病医生则接触了更多的抑郁症患者,而且可以把这些经历经验运用到治疗你的问题上来。

如何寻找心理健康专家

如果你有医保的话,我建议你给你的投保机构打个电话,问问他们都有哪些当地的心理健康专家是在你的医保范围内的。

很多保险机构都会有网页地图，通过它你可以找到一些当地的医疗服务人员。注意有时候心理健康专家被归在和一些主要的医疗工作者的不同类别。这类别有时候会用"行为健康服务工作者"或者"心理健康服务工作者"的标签。如果你生活的地方人口密度特别大的话，你搜索这些关键词有些时候会出来好几十种名称，这样你会觉得很难选择哪个开始。我建议你采用交叉搜索的方式，什么意思呢？你通过一家有声誉的专业机构，把你保险机构医生的名单和你之前在网上找到的一些关于这些医生的信息作比较。如果你有朋友或者家人有看过心理健康专家的，你也可以问问他们有没有好的推荐。

在第十章我也会给你一些资源或者给你提供大量的专业机构的联系方式，通过这些你可以找到适合的治疗师。

总　结

正确治疗抑郁症必然是以正确诊断抑郁症开始的。我建议你在开始之前要先做一个健康体检，排除身体健康问题引起类似症状的嫌疑。你可以通过你的家庭医生来做这些检察，也可以通过精神病医生。如果你在做了医疗健康检查后诊断患有抑郁症，那么你就需要开始抑郁症治疗了，这很重要。不治疗抑郁症，抑郁症会持续更长时间，而且和不治疗比起来也更严重。那么什么样的治疗对你来说才是正确的呢，这个问题我会在第三章娓娓道来。

3 抑郁症的治疗

那么,一旦你决定要开始治疗了,具体又该怎么做呢? 抑郁症到底是怎样被治疗的? 在这一章,我将讲解一下心理专家最常用到的一些治疗抑郁症的方法,你可以就此看看哪种方法是适合你的。了解这些最常见的治疗方法,可以让你对这些治疗方法有一些现实的认识,让你知道这些方法可以做什么,不能做什么。

心理疗法

如果你之前没有接受过心理疗法,那么你对心理疗法的印象应该主要是基于你通过媒体所了解的一些老套的东西。《纽约客》杂志里的漫画通常把心理治疗师描述成一个长胡子的老头,然后旁边的沙发上静静地躺着一个病人。而电影电视里则是这样戏剧性地描述治疗情节的：病人努力地搜索童年的一些隐藏的秘密，想要解开他们现在的心结。更糟糕的是，很多电影里的心理治疗师还操纵甚至诱惑他们的病人。幸运的是，这些画面所描述的心理治疗场景都不是真正的现实生活里真实的情况。所以，我们首先花一些时间解释一下心理治疗是什么样的，不是什么样的以及你去和心理治疗师交谈的时候可以期望得到哪些东西。

不妨把心理治疗看作是一次个人的谈话，谈话的焦点是帮助你更好地认识你自己。你会和一个处理生活方面的问题的专家谈谈你自己，或者如果再理想一点，这个专家还能让你以另外一种方式来审视自己。由于是谈话，所以心理治疗师需要花一些时间来了解你的问题以及担忧，他们可能会安排一到三次会面，这样的话你们俩可以彼此制订一套接下来如何推进的计划。在计划阶段，很多心理治疗师都会问是什么让你到这来看病，你都有哪些症状以及你觉得什么样的治疗可以帮助你等问题。他们想知道你的问题是从什么时候开始的，以及你觉得是什么在一直维持着这抑郁。或者你是不是有一些家族的病史，或者其他的一些信息。

很多心理治疗师都不会直接给出建议，至少不会在第一次就这样。这倒不是因为他们已经全然了解情况而且有了治疗方案但是还不想告诉你，也不是因为他们要让你自己跳出这个怪圈然后把一切问题都自己解决，而是因为生活是复杂的，治疗抑郁症从来就没有一套放之四海而皆准的方法。诚然，立马就找到解决问题的办法一开始会很有满足感，但是任何闪电式的解决方案都可能没有正确认识到你问题的独特性。我之所以要提这一点是希望你不要期望你的治疗师可以直接让你坐下来，然后就把如何使你恢复的方案全部告诉你。实际情况远比那要复杂，治疗抑郁症也不例外。

认知疗法和认知行为疗法

　　一个治疗抑郁症常见的方法就是看你是怎么思考问题的。由于主要关注你的思维方式，所以这种方法也叫认知疗法，简称CT。还有一种类似的方法，只是多了一些别的技巧，叫作认知行为疗法，简称CBT。记住，抑郁症不光是影响你的心情，它还会影响你如何看待这个世界，如何看待你自己以及如何看待你的社会关系。了解一些你思考问题的方式能很大程度上帮助你接受一种看待事物更有效、更现实的观念。研究表明无论是认知疗法还是认知行为疗法都对治疗抑郁症很有效。（卢普克，布莱克，伦弗罗，2006）

　　抑郁症患者以一种特别的眼光看待这个世界。也就是说当我们抑郁的时候，如果某件事情最终并未出现想要的结果，我们就会觉得这是我们的问题（也就是说，我们会觉得是我们内在的一些因素导致了这个结果，而不会觉得可能是外界一些问题引起的，也不会觉得这可能就是一个偶然）。我们还会觉得问题并不是暂时的，而会一直持续下去，而且觉得这个问题并不是现在本身的情况那么简单，而是更大的问题出现的前兆。比方说，一些抑郁症患者如果忘记了和一个朋友的晚宴约会他们就会想

"我是如此的健忘……我总是这样，而且我可能会永远都这样"。认知疗法治疗师会帮助他们意识到他们遇到这种情况会自动出现这种消极想法，然后帮助他们去发现这种想法是不是真的就是这样。难道忘了一次晚宴约会真的就自然而然地说明一个人健忘吗？他给自己贴上"健忘"的标签对解决问题有用吗？他真的是经常出现这种情况吗？或者他们生活中是不是还是有很多其他的例子说明他其实也会记住晚宴约会，他们这样预见自己的将来，假设自己将来也会忘记类似的事情有意义吗？如果这些问题听起来就像是你在反问自己，答对了！是这样的。有时候我会告诉我的患者这种方法简单来说其实就是"不要相信你想象的所有东西"，而且这样反问自己其实是有价值的。

认知治疗专家会教患者意识到他们在思考问题时经常出现的这种错误，这些错误有时也叫认知扭曲或者认识偏误。我们其实都会有这样的情况，只是抑郁症患者更容易产生这样的想法，而没有意识到它的错误性。例如一种常见的认知错误叫作"非黑即白"，我们会觉得事情要么特别好，要么就是灾难，我们不会去想还有一种中间地带存在。另外一种常见的认知错误就是我们觉得积极的事情发生了那是运气，消极的事情发生了那就是我们的问题。有时候我们回过头再去看这些错误的认知当时是怎么愚弄我们的，会觉得很可笑。我有时候也会让我的患者做一些游戏，让他们去回想当初他们产生的这些认知错误。

然而，意识到错误还不够。我说反问自己还不够，是说我们必须要以更多理性的、有用的想法来替代那些不理性的、无效的想法。你的治疗师这个时候就可以提供很好的帮助，他们可以建议你以一些更健康的方式来思考。比方说,那个忘记了晚宴的人,虽说这确实是一个意料之外的情况,但是这也不能说明他就是一个糟糕的或者健忘的人。重新梳理一下这个事情听起来很简单,但是要做到运用自如却是要下很大功夫的。但是只要我们勤于练习,就可以消除那些抑郁症带给我们的"不良"想法。

人际关系疗法(IPT)

另外一种治疗抑郁症的方法不把焦点放在你的想法上,而是放在你的社会关系上。这种方法叫作人际关系疗法,有时也简称为 IPT。我通常都是给我的抑郁症患者做 IPT,而且他们大多数都觉得这个法子挺实用,而且很有效。有趣的是 IPT 不会过问是什么引起了你的抑郁症,因为对于 IPT 来说,这一点根本不重要。重要的是维持你的抑郁症的生活环境是什么样的,还有要怎样才能改变这些环境。

用 IPT 治疗的话,治疗师将和你谈谈你的生活里最近都在发生着什么事情,这些事情都和你的抑郁症有什么关系。IPT 治疗把生活问题分为几大类:角色争执(也就是你和其他人对于你们俩关系期望不同);角色转变(也就是,适应一种重大的生活变迁,比如结婚,或者失业);死亡的悲恸以及其他一些社交关系问题。通过意识到这些引发你的抑郁症的社交关系,并及时处理,IPT 可以让你觉得自己不再那么孤单了,让你觉得自己更高效、更自制、更知足。

我喜欢做 IPT,它很实用,而且它不依赖于任何神秘的概念,患者接受起来也很快。关于 IPT 有很多杰出的学术支撑,被认为是治疗抑郁症的经验之法。

心理动力学治疗

很多心理治疗师都在实践一种叫作心理动力学治疗的方法。虽然心理动力学听起来很复杂,但是它的意思很简单,是说我们的生活中不同的片段是互相矛盾的,会给我们的生活制造一些麻烦。比方说,有多少次你不得不做一个报告,或者是其他的工作,但是你后来又不得不推辞因为你不能腾出时间来做。这就是你想工作的那部分和不想工作的那部分相互矛盾。再或者可能你很喜欢一个人,但是因为一些原因你可能不太确定对方所想,所以你不能鼓起勇气给他打电话再次和他约会。心理动力学治疗帮助我们了解这些情绪的矛盾,于是我们可以更好地了解自己,有更多的自由来选择我们怎样对生活中的这些问题作出回应。

在我的抑郁症患者当中,我发现的最常见的问题就是他们的身体里一部分希望自己和别人的关系近一些,而另一部分又想远离其他人。当我们打算把这个问题公开谈的时候,有些抑郁症患者又觉得结果只会是起反作用罢了,所以他们一开始就会拒绝。不去尝试可能会让患者感觉到暂时的满足,而且诚然不去尝试会让他们避免受伤害,如果事情进展得真不顺利的话。但是这样不尝试的代价就是孤独以及被孤立的感觉。而且更糟糕的是,他们可能会失去机会,一个发现事情本可以好转的机会。很多时候,像这样的矛盾在我们没意识到的情况下就发生了;经常,抑郁症患者甚至都不清楚被拒绝的恐惧是什么样的,也不知道怎么保护自己。通过对这些恐惧的认识,他们可以思考不同的方式来保护自己,同时又会把自己放开,去接受这些风险。

通常,患抑郁症的人都会表现得好像他们本身就是一个糟糕的人一样,而他们还经常不能意识到这一点。如果你是一名抑郁症患者,你可能曾试着去接近一些人,但这些人可能一开始好像并不喜欢你,于是你就会一直躺在床上,因为你觉得好像没有什么好的事情会发生在你身上。心理动力学治疗可以让你意识到这些在你脑子里的假设,然后在一种支持的、安全的环境让你来质问这些假设(是不是对的)。心理动力学治疗对于很多病症,包括抑郁症的治疗都是很有效的,关于这一点有很多研究(谢德勒,2010)。

正念以及其他治疗方法

还有一种相当有前景的治疗抑郁症的方法是基于意识的方法。正念不一定只是一种独立的治疗手段,它更多的是一种如何看待你的抑郁症的方式。正念很大程度上借鉴了佛家的一些概念,但是正念绝非有任何宗教的意思,它也不仅仅是一种基于精神方面的方法。它是让你正视你的抑郁症,而不是一味地去改变它。这可能听起来与治疗相悖,但是很快你就会发现这种治疗方法可以有很好的效果。最初的研究显示,一些特定形式的正念在治疗抑郁症过程中不光能减轻症状,而且对于防止病症复发也有很好的效果。(马,蒂斯代尔,2004;蒂斯代尔,2000)。

抑郁症是痛苦的,我在这儿不是很天真地说正念可以让这种痛苦消失,我只是说正念可以帮助我们更好地接受现实,因为现实现在已经摆在眼前,不是我们想让它们怎么样就能怎样的。

正念意识

正念是让我们不要以审判的态度来关注我们现目前的状态,在正念看来,我们不是活在过去,也不是活在未来,而是活在当下。只在此刻,唯有今天。抑郁症可以将我们聚集的事物面变窄,让我们仅仅看到生活中的一些消极的东西;但是正念是让我们练习对我们看到的或者经历的所有事情都保持积极的心态,并且去接受这些事情,而不是像以前一样把这些东西贴上"好的"或者"糟糕的"标签。比方说,如果我们抑郁了,我们会觉得"哎,我真是一个糟糕的人,其他人干吗想和我说话呢?"但是如果我们可以更多地正视这些类似的问题,我们可能就会觉得"我发现我会时常发现自己的价值"。于是,这种感觉其实还是在那里的,我们不是假装它没存在过,也不是假装我们神奇般地让这些感觉消失了。我们只是在我们自己和这些想法间筑了一道隔墙,这样这些想法对我们产生的作用就降低了。

学会接受

除了正视你的经历外,我们还可以让自己接受这些事情,把它们视为现实就是如此。当我们不接受身边正在发生的事情的时候,我们也就会开始觉得痛苦。仔细想想你有多少次仰天长叹:"事情不应该是这样子的!"我经常会告诉我的患者朋友们,生活中的痛苦是不可避免的,但是'感到痛苦'却是可以避免的,当我们试着接受我们生活中正在发生的事情的时候,其实我遭受的痛苦也会减轻。这是一种蛮有挑战性的看待事情的方法。但是接受并不意味着喜欢,或者拥护那些糟糕的事情,它更不是意味着无助或者是破罐子破摔索性放弃了。它是告诉我们去接受现在正在发生的那些事情。想想你上一次汽车抛锚了,或者是爆胎了,你怒发冲冠,你觉得这该死的事情怎么可以发生在你身上,但是你却没做解决问题的行动,而这只会让你越发地感觉到糟糕。一旦你喘口气,接受已经发生的这件事情,你会觉得,好吧,爆胎就爆胎吧,或者你会发现,哦,引擎灯还亮着,然后你会开始采取一些修理行动,或者是寻求帮助,或者是做一些其他有用的事情。当然你也没必要表现得你很开心,因为你依然可以生气,依然可以失望。正念只是意味着我们要正视这些感觉,而不是被这些感觉操控。

正念训练

当我在用正念治疗抑郁症的时候,我通常会鼓励我的患者们完全地去感觉、体会他们的情感,无论是什么情感。我经常建议他们想象他们的思想就好像是在潺潺小溪上漂流的落叶,抑或是随传送带滑动的一个箱子(海耶斯,斯特朗莎尔,威尔逊,2003;林汉,1993)。这样做的目的是让你在你的思想里你关注那些你看到的事物,同时又要防止你的思想掉到小溪里面或者卡在传送带上。这样可能是一种不同的体验事物的方法,但是我再说一遍,这样可以在你自己和思想之前筑一道隔墙,防止你以一种有害的方式去看待事物。这样其实差别很大。我举个例,两个想法,一个是"这太糟糕了……我今天没去上班我真是一条大懒虫……我可能会被开除吧……唉,没准我是罪有应得"。第二种想法是"我觉得我不喜欢我现在的感觉……我觉得我以审判的态度在评价自己……我觉得我在为自己忘记上班而指责自己……我觉得我现在在为我的未来做一些妄想,觉得我的未来不会好……我发现我在假设自己罪有应得"。后面的这一系列想法可能听上去很奇怪,但是你发现了吗,这些想法都是中立的,没有审判性质的,这样就降低了抑郁症或者是消极的想法对我们的束缚。

心理治疗要多长时间

对于心理治疗要多长时间这个问题还没有一个公式来确定,但是很多人都会在治疗的一个月左右时发现他们的抑郁症症状有所好转。一般来说心理治疗会在至少三个月以后有所疗效,但一些个别的治疗时间会更长。由于抑郁症治疗存在着病情复发的风险,所以你要和你的治疗师谈谈如何维持治疗。具体来说,就是在你发现自己没有抑郁症症状后的第一年里,要保证每个月和你的治疗师见一面。这样可以降低抑郁症复发或者复燃的风险,同时也会巩固你在治疗过程当中的收获。在本书第九章的时候我更进一步谈论这一点。

药物治疗

除了心理治疗外,药物治疗是另外一种常见的抑郁症治疗方法。那么当你去和你的医生或者心理治疗师谈你要做药物治疗时你要有哪些期望呢?接下来我们就来看看如果你考虑做药物治疗你要提前准备哪些要问的问题,以及你对药物治疗应该有哪些期望。

对于抗抑郁症药物有一种很常见的误解,我觉得我首先要对药物有什么效用这个问题做声明:没有任何一种药物在你吃了过后你会觉得快乐!药物不可能给人一种没有痛苦的生活,如果生活中没有了痛苦,我们只会活在幻想里。而抗抑郁药物的作用主要是帮助我们的大脑产生一些化学物质或者神经递质的平衡,从而减轻我们的抑郁症症状。它们可以让你找回精力、睡眠正常、食欲恢复以及克服其他抑郁症所带来的疲惫感或者悲观情绪等。那么,一旦你开始服用抗抑郁症药物后你要有什么期望呢?很多抗抑郁药物都要等一个月才能达到百分百效用,听到这一点你可能会惊讶。所以你要问问你的治疗师对于他们推荐的这些药物要用多久才会开始感觉到有所效果,这一点很重要。还有一点不幸的事情,就是如果你的这些药有副作用的话,通常你都会先感觉到这些副作用,然后才能感觉到它们对你的症状的效用。通常我建议你问问医生这些药的副作用有哪些,以及在你服用的前几天或者几个礼拜时间里怎样才能更好地处理这些副作用。你还要问问是不是会出现一些很严重甚至是紧急情况的副作用,如果出现了该怎么办。

那么你要服用多久的药物呢? 这个问题和刚刚心理治疗的那个问题一样,没有一条放之四海而皆准的说法,但是考虑到在痊愈后第一年抑郁症复发或者复燃的风险很大,所以依我的经验,治疗师都会建议你再继续用药一年时间。这可能听起来有点太离谱了,但是这样做是有原因的。如果你作为一个抑郁症患者在痊愈后第一年里又复发了,那么第二次的抑郁症发生很可能会更严重,而且会持续更长的时间。所以为了防止抑郁症复发或者复燃,还是最好坚持多服用一段时间的药物。

有一些患者会担心他们会不会终生都得服用药物。这个一般说来对于绝大多数患者都是不现实的。当你已经服用规定时间的药物后,你的医生或者心理治疗师会和你谈谈怎么样以一种最好的方式断药。通常来说你都会逐渐逐量地断药,而不是说突然一下就停掉。很多现代的抗抑郁症药物都有很好的效果,但是你突然停药的话,会造成很大的副作用。千万别自己瞎琢磨最好的停药方式是什么,而是要去和你的医生或者治疗师谈谈。

你应该选择接受心理治疗、药物治疗,还是两者同时进行?

要想做出选择哪种治疗方式的决定很难。无论是药物治疗还是心理治疗通常都可以使抑郁症的症状得以减缓,这一点对于大多数人来说也是最重要的。然而这两者缓解症状的手段是不一样的。通常没有说服用哪种药物可以教你应对抑郁症的技巧性的东西,或者是教你一些思考问题的新方式,在这一点上,心理治疗有一定的优势。但是反过来,药物治疗通常比心理治疗更快地缓解抑郁症引发的一些身体上的症状。

如果你想更多地了解你是怎么体会自己、其他人,你的情感或者是你的生活中发生的事这些方面的话,可能谈话治疗会有更好的效果。通过和你的心理治疗师好好谈话,你可以知道这些体会里,哪些体会是对你有益处的,哪些是你不怎么适应的。更好的是谈话治疗可以让你与你的治疗师建立相对秘密的、安全的关系,这样你可以尝试一些新的,或者更有效的行为举止。然而,如果你很难打开你的心扉,很难与别人分享你的情感,你的思想,或者你很难去相信一个人,那么谈话治疗也会很难进行的。

药物治疗、心理治疗双管齐下的话可以有更好的效果。我有时候说药物治疗可以在你掌控你的抑郁症身体症状以及思想症状方面起到至关重要的作用,它可以让你更容易去实践一些你在谈话治疗时学到的健康的改变。如果你的医生或者心理治疗师给你建议一种治疗方式而没有提到另一种,那么你完全可以问问原因,或者问问如果两种方法同时用的话会不会有更好的效果。

总　　结

治疗抑郁症的时候你有很多种选择,但是这些选择归根结底可以分为两个大类:一是服用抗抑郁症药物;一是谈话治疗。

这两种方法任何一种都可以让你的抑郁症症状减轻，而且谈话治疗可以帮助你学会一些应对抑郁症的策略。很多人会选择双管齐下，而且觉得这样可以有更好的效果。我要说，无论是药物治疗、心理治疗，还是双管齐下，都比不治疗要有效果。无论你选择哪种治疗方式，很重要的一点是，你要随时跟进你的治疗效果。在第四章里，我会向大家介绍一些跟进治疗效果的好方法。

4 监督你的治疗效果

在这一章里，我给大家介绍如何在治疗抑郁症的过程中每周适时监督你的治疗效果。我还要告诉大家如何基于这些信息来发现哪些治疗是有效的，哪些是无效的。你的医生或者治疗师可能还有其他的建议让你监督你的治疗效果。

检查的频率以及方法

当我在治疗抑郁症患者的时候，我通常都会每周叫他们填一个简单的一览表，让我对什么正在困扰着他们，这些症状有多严重等有所了解。通常我会用我在第二章提到的 PHQ-9 表格。使用 PHQ-9 表格这样的标准来检查，可以让我和病人每过一段时间就能检查一下治疗的进展。通过检查出进展，可以给予我们希望，同时也验证我们的治疗方式是否是正确的。当没有发现进展的时候，我和病人可以谈谈是出了什么问题。无论你是使用一张一览表，还是工作表什么的，或即便只是和你的医生或者治疗师谈谈，密切注意你的治疗进展是一件很重要的事情。

但是自我监督也不要太频繁了。我不建议评估你症状的频率超过一周一次。很多抑郁症标准都有目的地问你过去两个礼拜你的症状情况，而不是一个更短的期限，这样确保因为几天最好的情况或者最坏的情况而影响对你的进展的大方向的评判失误。这就好比是你天天量体重：一天天的小波动并不能代表全面的、长期的趋势，而长期的趋势才是更有意义的，长期的动态的平均才是更可靠的。所以如果你要填工作表，或是一览表，或者是和你的医生或者治疗师谈话讨论治疗进展的话，每周一次是比较科学的。但是这也有例外，如果你有了自我伤害甚至是自杀的倾向的时候，你一定要对你的医生或者治疗师敞开心扉，让他们告诉你到什么时候你就得去找他们寻求紧急帮助。关于自杀这个问题，我在第六章将要详细谈到。

要多久你就可以发现一些进展？

对于很多患者来说，心理治疗或者药物治疗开始后一个月才能觉察到改善。药物需要一段时间才能在你的身体机能里发挥功效，而且生活压力也不是一天半宿就能好转的。我一般都会在治疗开始前预先告诉我的患者这些，否则，当面谈几次后他发现依旧没什么改变的时候，他们会觉得疑惑或者失望。你一定要坦率地和你的医生或者治疗师沟通,问问他们要什么时候才可以看到疗效,这很重要。

如果治疗后你并没有好转怎么办?

我在第一章里面就谈到,研究显示很多患者都会在抑郁症治疗后好转,而且他们会比那些不接受治疗的患者好得快。但是如果你接受治疗了,依旧没好转怎么办? 糟糕的是,一些患者确实对大多数抑郁症治疗方法都没反应。在那些接受药物治疗而没有接受心理治疗的患者里,有大概30%～50%的人都不能对药物完全起反应(卢赫,等,2006)。很多临床医生都称这种对多种治疗方法都没反应的抑郁症为"抵抗治疗型抑郁症"。但是在确诊你是不是抵抗治疗型抑郁症之前,很重要的一点是考虑是不是还有其他可能。

按时服药

研究表明接受药物治疗的抑郁症患者里,有一半左右的人都不能在两个月以后还坚持服药(艾迪,里根,2003)。这其中有很多原因,很多人对于服药都有一些复杂的想法,因为他们觉得依靠药物代表着他们虚弱,或者代表他们不能自我调理。于是,他们不按时持续地服药,或者干脆全部停掉。对于抑郁症以及治疗抑郁症有复杂的想法这一点是可以理解的,但是你一定要和你的医生或者治疗师谈谈到底是什么原因让你不能按照医嘱按时服药的。

有时候我会把药物治疗抑郁症和糖尿病患者服用胰岛素相提并论；你需要长期、按时、持续吃药，而且你没必要因为你有疾病而感到丢脸。你会因为一个人服用胰岛素而看低某人吗？可能不会吧，因为所有人都知道胰岛素治疗糖尿病，是一种广为接受的方式。当然，没有人喜欢长期都处于一种服药的状态，但为更好地照顾自己而吃药不是件丢人的事儿，也不代表你就是虚弱。而且这还证明你可以为了自己的健康而做任何事情，证明你很严肃地对待你的疾病。

还有一些人会说他们不喜欢他们的药的副作用，或者说药的副作用让他们感觉那不像自己。如果你的医生已经给你开了药，我建议你提前问一下这些药都可能出现哪些副作用，这些副作用会持续多长时间。同时也问问这些副作用持续多长时间后你就不能再放任不管而要去找医生咨询。虽然这种情况不太常见，但是你要了解有些药物是可以增强你自杀的想法的，特别是那些年龄在 21 岁以下的。提前和你的医生谈谈，在自杀想法成型前制订一些计划，一旦自杀想法越来越严重了，立刻实施这些计划。

积极参与治疗

正如一些人对服药有一些复杂的想法一样，有一些人对去看心理医生也有一些复杂的想法。心理治疗这件事本身会让他们感到自己没有自主性,或者他们觉得心理治疗这不是为他们准备的。有这样的感觉不是问题,问题是你能不能很好地处理它们。虽然这听起来有点好笑,但是如果你真不想去看心理医生,你还是得去,你要去告诉心理医生你为什么不想去看心理医生。虽然这听起来有点像在起反作用,但是有时候你不想去看心理医生的原因也反映出了一直让你抑郁的问题。比方说,你可能会觉得那些你不得不说的东西其实是没有价值的,而且也没必要拿到心理治疗时来说;但是如果你去了,你可能会发现正是这点原因导致了你的抑郁症。把这些问题解决了,建立你与心理治疗师的关系,这一点是很重要的。

一些人感觉他们不能和他们的心理治疗师很好地沟通。很多情况下我都建议他们试着去治疗,试着去找他们的心理治疗师,并把这些感觉向他们坦白,虽然这样可能有一定的风险。你不会惹怒你的治疗师,而且这一点对在治疗过程中更好地更密切地评估这些感觉也是很有帮助的。想想是什么让你和你的治疗师不能很好地沟通。比如你是不是感觉自己想要更多的引导?你完全可以预先告诉你的治疗师你想要什么,有什么期望,因为心理治疗师不是通灵师。我们和其他人一样,我们需要知道你想要什么,需要什么,有什么期望。别有顾虑,请告诉我们。那么如果你已经照我上面提到的做了,但是你还是不能和你的心理治疗师很好地沟通怎么办呢?如果你真心尝试了但还是不行的话,我建议你换一个心理治疗师。良好的患者与治疗师之间的关系是成功治疗的重要前提,而糟糕的患者与治疗师的关系则会阻碍治疗的正常进展。但是在你真心尝试之前我不建议

你换心理治疗师,因为处理你和你的治疗师的关系能让你学会
健康与人互动的技巧。

伴生疾病

有些时候患者没有好转是因为抑郁症并不是其唯一的问
题。抑郁症很少单独产生,很多情况下,抑郁症患者都同时在与
另一种疾病或者是心理病做斗争。如果两个及以上的病症发生
的话,这叫作伴生病症。第八章全章都会讨论这个问题,而且会
深入介绍几种常见的伴生病症,比如焦虑症、滥用药品以及人格
障碍。

药物无效

如果你接受了药物治疗,但是一个月以后你都没感觉到任
何作用的话,是时候去找你的治疗师谈谈了。而且没必要绝望,
因为药物也分很多情况的。你的治疗师可能会让你再观察一段
时间再说,可能会改变你的用药量,也可能在你现在的药物基础
上再开另外一些补充药物,或者索性换另一种药。最重要的一
点是,在和你的治疗师谈之前你自己不能擅自做这些改变,突然
停止或者改变抗抑郁药物会引发不必要的麻烦,是不建议的。

心理治疗无效

如果你接受心理治疗,一个月以后你不满意你的治疗效果又该怎么办呢?同样,和你的治疗师谈谈是最关键的。通常如果心理治疗陷入僵局,多半是因为没有制定明确的治疗目标。如果你按照我前一章节提到的方法在监督你的治疗效果的话,我建议你带上你的一览表或者工作表去找你的治疗师真诚地谈谈是什么在困扰着你。如果你对你的治疗失去了方向,最重要的就是你要让你的心理治疗师尽快知道这个问题,这样你们俩就能重新回到同一起点。

但是如果你和你的治疗师也谈了,你还是对你的治疗进展不满意又怎么办呢?那么尝试着问问自己以下这些问题:

- 我的治疗目标是什么?我在见我的心理治疗师的时候我们俩是不是都对此作出了足够的重视呢?
- 我的心理治疗师是不是了解我?是不是了解我的治疗目标?
- 我知道我们治疗正驶向何方吗?还是说治疗只是漫无目的地在漂荡?
- 我知道我在用哪种治疗方法吗?

关于最后这一点,请大家回忆一下前面的第三章,我们知道抑郁症治疗方法分很多种,绝大多数方法对于治疗抑郁症都是有效的。通过研究我们发现一些特定的治疗方法从经验主义的角度来说都是对治疗有很好的疗效的,比如前面的正念、人际关系疗法以及心理动力学疗法。如果你的治疗师推荐或者使用了另外一种不同的方法，这倒不意味着他的方法就是错的，但是你是可以问问你的治疗师为什么他觉得他的这种方法就是对你的病情有效的。任何一位称职的心理治疗师如果你问他们这些问题他们都不应该感到恼火，而应该以一种普通人能理解的方式来给你做出解释，而不是给你讲一大堆复杂的心理学术语来敷衍。如果你不知道你的治疗师为什么采用他的疗法，你要尽快把这一点提出来。

如果其他的方法还是不管用呢？

如果抑郁症发生在一段长时间后变得更严重了，或者抑郁症患者觉得自己想要自杀，这时候住院治疗不失为一个方法。住院治疗除了提供那些前面章节已提到的治疗方法外，一般没有其他特别的方法了。但是住院却可以为一名抑郁症患者的康复提供一个安全的、结构性的、简单的环境。一些医院对于抑郁症患者或者其他心理疾病患者还有专门的治疗服务，比如治疗专家团队，精神强化治疗，密切的服药管理等。如果你觉得你可以从这些专门服务中得到帮助，你可以和你的医生或者治疗师商议一下，看你是不是可以做一部分或者全部的住院治疗。

极少一部分人对所有传统意义上的治疗方法都没有反应，这些人可能只能用电极震动治疗法，也叫ECT。如果这个词让你想起了你从一些恐怖电影里看到的画面：无助的病人躺在病床上，任由残忍的医生肆意折磨，那么我要告诉你现实是有区别的。很少一部分抑郁症患者得用 ECT,但是对于那些用了的人来说,ECT 对慢性严重抑郁症患者还是有缓解作用的。现在的 ECT,是在患者入睡时对患者注射镇定剂,然后一定量很小的电流,也就相当于电灯泡发光的电流量,会在短时间内通过患者头上夹着的电极在患者的大脑里穿过。虽然这会导致患者抽搐,但是镇静剂可以阻止患者剧烈抽搐。在抽搐时,患者的大脑会释放大量的化学物质,帮助患者治疗严重的抑郁症。

如果没有好转,怎么和你的治疗师沟通?

虽然我一直在强调如果你没有好转,或者你对你的治疗进展不满意,很重要的一点就是要和你的医生或者治疗师沟通,但是这有些时候做起来比听起来难。有一些人在为自己申辩的时候感觉特别不自在,尤其是对那些处于权利地位的人申辩。在很多文化里,医生都是受人尊重的,所以直接对医生或者心理治疗师讨论你治疗过程中发现的问题对很多患者来说是很不可思议的。但是由于和治疗师良好的沟通相当重要,所以我们花一些时间来讲讲怎么向你的医生坦诚你的想法。

在你和你的医生谈话之前,你自己脑子里面要清楚你想从你的医生得到什么信息,你要一步步地问哪些问题。我建议你不妨花一些时间列出一个单子,帮助你整理自己的想法。比方说,你可能觉得给你开的这些抗抑郁症药物没有效果,或者出现了一些不希望发生的副作用。或者你可能觉得你和你的心理医生见面的时间不够多,你不可能将那些导致你抑郁心情的所有问题都逐一向他反映。无论你的问题是什么,我都建议你把它们写在一个小本子上,下次你再去见你的医生或者心理治疗师的时候,把这个本子带上。

下一步,你要想想你到底想要做怎样的改变,这一点很重要。可能你服用的药物让你觉得很累,你需要停药;或者可能你觉得你的医生或者治疗师根本不明白你有多抑郁,有多绝望,你想让他再多了解一点。清楚明白你想要有哪些改变可以帮助你记住你这是在争取合理的需求,而不仅仅是在抱怨。

那么怎样提出你的问题呢?我建议在你和医生见面一开始就提出来。很多时候你和医生见面,一开始医生都会问你从你们上一次见面到现在的这一段时间里你感觉怎么样,所以这是一个绝佳的机会提出这个问题。而且,见面进行得越往后,你就越会去想那些你还没有提出来的问题,所以不要有什么顾虑,迟早和你的医生摊牌吧。这可能一开始确实会觉得有些别扭,但是当你明白你这是在认真对待你的问题,而且把这些问题真诚地和你的医生提出来的时候,你会感觉好一些的。记住,我们心理医生不是通灵师,除非你告诉我们你的问题,否则我们是不会知道的。

总　结

很多接受治疗的抑郁症患者都应该会在治疗开始后一个月之内有所好转。所以我推荐你监督你的治疗进展情况,这样你和你的治疗师都可以看到你的哪些症状正在减轻,哪些病症没有减轻。当你发现你的症状并未如你所期望的速度那样好转时,可能会有几种解释,可能是由于并发症的原因,也可能是治疗本身并没有效果的,等等。那么这时候你就要和你的医生或者治疗师谈谈这个问题了。坦诚地和你的治疗师沟通很重要,可以帮助你对你的治疗进展有一些切合实际的期望。

那么如果你已经习惯了监督你的治疗进展情况了,你还要做其他什么事情来更好地调整呢? 在第五章,我会主要谈谈怎么处理、管理你的这些抑郁症症状。

5 管理你的症状

在这一章里,我主要谈谈一些最常见的抑郁症症状,以及在治疗抑郁症的过程中如何更好地管理这些症状。记住,我介绍的这些方法都是一些管理、控制这些症状的方法,而不是说完全消除这些症状。没有一种方法可以突然让你摆脱糟糕的心情,也没有一种方法可以在你感觉被孤立的情况下对一些活动或者社交神奇般地重拾兴趣。你要记住,虽然说你的抑郁症症状不可能一晚上就全部消除,但是这些症状通过正确的治疗是可以逐渐减轻的。

我们在做某些我们日常生活中的事情的时候,如果没有兴趣或者激情去做这些,那么我们就只会做做样子,走走过场。如果我们不去做任何事情,只是等着自己心情好一些或者有动力去做的时候才做,这于事无补。事实上,把自己和日常生活的一些事情,或者朋友、家人、伙伴等这些隔离开来的话,是会加重我们的抑郁症的。通常你会发现当你做了一些对你有益的活动后,你的动力也接踵而来了,所以我接下来会说我们怎样去采取一些有益的行动,而不让自己停滞不前。

无精打采,精疲力竭

我把疲劳和无精打采放在一块儿讲是因为这二者结合会让你觉得你不能再做任何你能做的事情了。这两者应该是抑郁症患者最具有挑战性的病症表现了,因为它们几乎不能快速地克服,而且这两者可以影响我们生活中的很多方面。那么到底会影响哪些方面呢?你平时是不是觉得起床上学或上班很难?你会不会觉得自己特别特别累所以不想和朋友外出聚会?或者你会不会觉得自己不能履行一些基本的社会义务?这很正常,同时又让人沮丧。抑郁症一个反映在身体方面的症状就是你觉得自己不像以前那么有精力了,这通常又会和你的一些消极看待自己的想法结合在一块,从而出现了恶性循环:当你在日常生活里落后别人时,你很容易就会觉得自己很糟糕,自责甚至绝望,于是这又让你更不想再尝试第二次了。你要记住,你要阻止这种恶性循环,或者如果这种恶性循环已经存在了,你要摆脱它,这很重要。你的目标并不是说假装自己并不疲惫,或者以一种非常人所能及的努力去抵抗你的疲惫;而是你把你已有的能量发挥到最好,做你力所能及的事情,而且要对你能做的所有事情都觉得知足。在这一章节后面我会讲讲如何在你能做的事情和降低你的期望值这两者间寻求平衡。

当你疲惫或者精神不佳的时候,你当然不可能去做所有你曾经能做的事情。这个时候最重要的一点就是你要用你已有的能量去做一些对你来说最重要的事情,而且还要劝自己说那些不太重要的事情就再缓缓吧。同时有可能的话,你需要规划一下你一生的安排,让自己去适应这些症状,比方说,如果你一直精神不佳的话,你可以给自己留一些时间打个盹儿,再比如当你仍还有一些精力的时候,你要确保自己干一些有挑战的事情。

为你的病症编制一张表格

如果你能编制一张简单的表格来记录自己一天早上、下午和晚上的能量水平是有帮助的,因为这样你可以看看你是不是在一天中某个时候特别疲惫,然后据此做一些安排。我是建议大家能依照表 1 做一张记录自己能量、睡眠以及心情水平的表格,这样你就可以更好地了解你的症状,同时又能知道每天的具体活动对你的影响。从周一到周五为你的精力、睡眠以及心情水平打分。比如给你的精力及心情打分,从 1 分到 10 分不等,1分表示精神状态或者心情很差,10 分表示很好。再比如你的睡眠,你可以写上你前一晚上睡了几个小时。最后一栏是日常活动,你可以简单记录下你当天做的事。这样过一段时间,你就可以知道哪些活动对你的心情和精力有益处,哪些没有益处。这表格很有用,因为它记录起来很简单,不费事儿,而且确实可以帮你每过一段时间就明白自己的状况。如果你错过了一天也没有关系,尽快记好下一天的就行。你也可以把这个表格带去给你的医生或者心理治疗师瞧瞧,这样帮助他们了解什么可以让你好转,什么又会让你情况恶化。

表1 精力、睡眠、心情及日常活动跟踪

	精 力 （1~10分）	睡眠时长 （小时）	心 情 （1~10分）	日常活动
周一: 早 中 晚				
周二: 早 中 晚				
周三: 早 中 晚				
周四: 早 中 晚				
周五: 早 中 晚				
周六: 早 中 晚				

续表

周日： 早 中 晚				

兴趣丧失，社交孤立

如果你失去了对以往你挺感兴趣的活动的兴趣了该怎么办呢？就像坏心情一样，当你对一些以往你挺有兴致的事情丧失了兴趣的时候，不是说你睡一觉这兴趣就又回来了。当你抑郁的时候，你很容易就觉得那些活动很无聊，根本不值得你去参与。更糟糕的是，如果你因此就成天待在家里，或者把自己锁在屋子里很长一段时间，可能会让你陷入"觉得自己一无是处"的思想旋涡中，这样你就会更想把自己孤立起来了。所以找到一些活动让自己别停下来这一点很重要。

经常保持活动

好消息是一旦你开始尝试去参与一些活动时，你的动力就会随之增加，于是你会越来越想去参加这些活动。心理学家通常把这种积极参与并保持一些活动的方法叫作"行为唤起"。为了好好利用这一点，你需要列一个清单，记录下那些你想要参与的或者曾经喜欢过的活动,同时记录下现在再次参加这些活动对你有什么影响。如果你觉得参加某项活动对你的心情有积极向上的作用,那么坚持下去,如果可以的话,把这些活动发展成你的日常活动。以下是一些例子:

- 散步
- 为自己或者其他人做一顿饭
- 出门走走,别待在家里
- 给朋友打电话
- 去杂货铺逛逛
- 去体育馆、健身房,或者健身培训班锻炼
- 邀请朋友喝咖啡
- 瑜伽、冥思、游泳或者其他健康的活动

如果你觉得自己没有办法坚持这些目标,你可以把这些目标分开来,分成一个一个你容易完成的小目标。比如,你对坚持去健身房这一项感觉压力大的话,那么你可以鼓励自己一次前进一步就好:走到车库里,开车去健身房,换衣服,锻炼,洗澡,换衣服,开车回家。一步一步完成这些小的目标可以让你觉得原来大的目标也可以完成,而且也不会觉得压力大了。

保持社交关系

社交孤立,就和对事情失去兴趣一样也很难办,因为当你抑郁的时候,有时候对你来说最不可能的事情就是和其他的人待在一块儿。社交联系在你看来毫无意义,你还会觉得沮丧甚至

感到被冒犯。但是和对事情失去兴趣一样，这也需要你制定出一些社交的目标，然后坚持实现这些目标。如果你不喜欢找个伙伴，或者不喜欢去参加派对，但是至少你要制定一个小目标，要求自己至少每周约朋友喝一次咖啡，即使是这样也可以让你和外界的人待在一块而不会陷入孤立、孤独的阴霾里。你没必要给自己施加压力，觉得这些社交活动都是一些野心勃勃的东西什么的，你只需要让自己和外界其他人待在一块儿，这就已经是个不错的开始了。另外，前文提到的做记录对于社交关系也是有用的：记下那些你生命中重要的人物，然后跟踪记录下你和这些人是怎么一起度过的，你和他们在一起待着聊天对于你的心情都有什么影响，然后相应地改善那些还没什么作用的部分，同时充分发挥有益的那部分的作用。

当你对自己日常生活轨迹越来越没兴趣的时候，我建议你尽可能坚持一个有规律的、一致的日程表。一致，对患抑郁症的你相当重要，它并不代表整天单调、无聊地重复，而是让你有一个可以依托的轨迹。当你抑郁的时候，你不可能说想到什么就去做什么，你当然也不能让自己的日子过得乱七八糟，因为这样你可能会失去人生的航向。当然，坚持有规律的、一致的日程这事儿说起来容易做起来难，因为当你抑郁的时候，你还哪有心思去规划或者保持积极乐观。但是保持一些有规律的活动，比如吃饭睡觉或者其他的活动，这样可以让你相信自己是在做一些重要的事情，对你是有好处的，同时还能让你不随波逐流，避免失去人生的航向。

心情糟糕

感到悲伤或者低落是抑郁症所有症状里最不能把控的一项,因为这不是睡一觉就能睡过去的。我想给大家介绍三种调理糟糕心情的方法,你可以把这三种方法都体验一下,然后决定哪种方法最适合你。

转移注意力

首先,短时间内转移自己的注意力这没有问题。和朋友聊聊天,看看电影,或者即便是开车到处转转也是把自己的注意力从那些烦恼的事情上转移的好方法。但是我不建议把转移注意力作为你最重要的一项调理坏心情的方法,因为如果你老是长时间地转移自己的注意力的话,你可能也没有什么动力把心思放在抑郁症治疗上来了。但是就短时间来看,转移注意力还是一个很好的方法。

承认你的坏心情

其次,试着去承认你的坏心情,把它们看作"没错,这就是你此时所想"。回顾一下本书第三章,你知道这方法不意味着让你放弃,它只是意味着你对你此时此刻的心情要坦然面对,而不要老是觉得"这不公平,我不得不处理这些坏心情"(海耶斯,斯特劳莎尔,威尔逊,2003)。

挑战消极的想法

最后,我们套用认知疗法的思路,有些时候如果我们可以认知那些让你心情糟糕的想法,这是很有帮助的。比如,你可能发现自己有这样的想法,"我太懒惰了,我这周都没有去上班"或者"没有必要给别人打电话吧,反正也没有人想要和我说话"。抑郁症可以让你趋向于去以这种极端的方式思考问题,所以当这些极端的想法出现时,挑战它们是很重要的。如果你发现自己正在产生这些极端、消极的想法,要引起注意。仔细检查这些想法的迹象,它们可能是:没错,这个极端消极的想法是事实,抑郁症确实让你的思维更加极端,更加消极。对自己暗示这些想法不会让你消极的想法消失,但是却可以让你和它们产生一些情感上的距离。

睡眠障碍

抑郁症患者通常都会有睡眠障碍,很少有抑郁症患者比他们患抑郁症以前睡得更好,或者睡得更过头了,而且觉得没有丝毫起床的动力。下面我分别来谈谈如何应对这两个问题。

处理失眠的方法

　　抑郁症患者是很容易失眠的,意味着他们可能会难以入睡,可能会在睡眠中莫名其妙地醒了,可能会比他们原计划的醒得早。如果你觉得自己实在难以入睡,或者你醒了以后无法在 15 到 20 分钟内再次入睡,我建议你先起床,做一些低调的事情,比如说读会儿书,或者去洗个热水澡。然后过一会儿再回到床上,静静地等待再次睡去。但是记住一点,不要强迫自己睡着,如果实在睡不着就起床吧。因为躺在床上希望自己能睡着这是不会起什么作用的,而且只会让你觉得沮丧。

　　我在这一章一开始就谈到保持一种持续规律的日程,包括睡觉的日程,是很重要的。因为抑郁症可以严重影响你的睡眠形式,要想保持一种正常规律的睡眠的日程是一件很难的事情。虽然你可能不能够控制你什么时候入睡,但是你还是可以控制自己什么时候起床的。鉴于这个原因,我建议每天设一个大概同一时间的闹钟,然后尽量在每天闹钟一响的时候就起床。即使可能你那会儿还很困,但是这样做是值得一试的。其原因之一就是你在那一天结束时会更加累,这样你就可以在那个晚上睡得更好了。另外,你起床以后就可以避免自己又回去睡过头了,从而耗掉了那天的一大半时间。更糟糕的是,如果你躺在床上的话,这可能会让你的睡眠紊乱,意思就是说你可能会白天的时候特别瞌睡而一到晚上你又特别精神。所以最好就是保持规律的日程,这样可以让你的身体机能知道要发生什么事情,然后让你在白天的情况更加稳定。

那么小憩又怎么样呢？一般来说小憩半个小时左右其实挺好的，但是当你正在从抑郁症恢复的时候我不建议你小憩，因为小憩可能会让你一下就睡过去了。当然，现实来讲，要让患者完全"戒掉"小憩又是不太可能的，所以我的建议是你小憩的时候也设一个闹钟，就定半个小时，而且注意一天之内别小憩两回。

我通常还会建议我的患者朋友们在当晚早些时候做一些温和的锻炼。不仅仅是因为这些锻炼是一些健康的活动，更重要的是，它们可以有助于你的睡眠，即使你只是去散会儿步。

切记睡觉前不要喝酒，不要摄入咖啡因，也别吃大餐。诚然，当你正处于抑郁症治疗的恢复阶段时，控制饮酒是一条亘古不变的好建议，但是如果说你非得喝的话，至少在你睡觉前的几个小时别喝。因为你的身体机能会像消化其他任何食物一样消化酒精，而消化一大堆食物是会影响入睡的。而咖啡因呢，是一种刺激物，所以如果你在睡觉前摄入的话会使入睡变得很困难。所以尽量在睡觉前的至少四个小时内不要摄入咖啡因，如果可以的话，尽量更早点。

对于我的患者，我还建议他们除了在床上睡觉或者行夫妻房事外不要再做任何其他的事情，换句话说，不要躺在床上看书或者看电视之类的，因为这样可以让你在床上集中注意力，而不是让你在床上试着休息（赫尔斯科维奇，穆勒，明赫多，1997）。如果你想看书或者看电视，那么起来看。

处理睡眠过多的办法

大多数抑郁症患者都会有失眠的经历,但是也有一部分人会睡得比平时更多,这种情况叫嗜睡症。嗜睡症是特别特别棘手的:你觉得自己没睡够,于是你睡得更多,但是结果却发现这并没有让你精力恢复,也谈不上休息好。虽然处理睡眠过度可能说起来容易做起来难,但是嗜睡是可以克服的。可能这样会很难,但是我还是建议你一旦睡满八个小时就务必要起来。虽然可能在那一刻你特别特别困,但是你再继续待在床上的话无非是你在逃避这个世界,而不是正常的睡眠的需要(怀特,米特勒,1997)。躺在床上,你不知不觉就失去了重新过一天日常生活的机会。而且如果你在床上待了特别长时间的话,你还可能会滋生一种负罪感。更糟糕的是,这个时候你睡再长时间也不可能让你更加精力充沛。你不妨设一闹钟,或者让一个朋友叫醒你,确保你一天内有相当一段时间不是在床上度过的。

如果睡眠问题一直持续

最后,如果睡眠问题一直持续,或者你觉得睡眠问题确实很难处理,那么我建议你去找你的医生或者心理治疗师谈谈。其实一些睡眠问题反映的是你的睡眠障碍,而不是一种抑郁症症状,所以需要单独的治疗。举个例子,睡眠呼吸暂停就是一种睡眠障碍,说的是一个人在睡觉的很短一段时间内没有呼吸,于是导致了这人缺氧，所以第二天会觉得筋疲力尽。还有，一些抗抑郁症药物也可能会影响你的睡眠，所以有睡眠问题的话一定要让你的心理治疗师知道。

食欲改变

很多抑郁症患者都会觉得他们没有食欲，他们比以前吃得更少，他们的体重也随之减轻。对他们来说食物已经不能勾起他们的任何欲望了，而要让他们自己给自己做饭简直太需要毅力了。糟糕的是，食欲缺乏会直接导致抑郁症发生，因为不吃东西你所需的营养就跟不上了，另外食欲缺乏还会间接影响抑郁症治疗，因为你不吃东西的话，你生活的一些结构可能就会被打乱，不吃东西也使你少了一些社交的机会。

规律健康饮食

既然我们不得不吃饭，那么我就来谈谈怎样吃才能让身体所需要的营养跟上。什么时候应该坐下来吃饭？应该吃什么？由于对于抑郁症患者来说，吃东西更多的是为了身体机能，不是为了吃了玩儿，所以在你康复期间，你一定要保证你的身体摄入了所需的营养。2009 年，桑切斯比列加斯及其同事研究发现多吃豆类、水果以及蔬菜，少吃肉类和奶制品可以有效地抵抗抑郁症。像这样的健康饮食一来可以保证你的身体摄入了所需的营养,另一方面还可以给你的日常生活多加一些活动,比如你得去菜市场买菜,你需要给自己简单地炒两个菜之类的。

努力尝试让你的饮食规律,即使你那个时候并不想吃东西。规律饮食可以让你一天的安排结构化,同时如果你觉得你还可以和朋友一块吃饭的话这同时还能让你有机会进行社交。如果你觉得自己精神不佳的话,那么吃早饭尤其重要。

还有一些人则走向了另外一个极端——暴饮暴食。好的食物可以在我们情绪低落的时候让我们觉得舒服,而当我们抑郁的时候,自然而然我们需要更多的"舒服"。很多患者通常都会摄入大量的碳水化合物,特别是糖,而且由于速食食品的方便性,很容易就多吃了。但是要记住,虽然碳水化合物可以暂时让你觉得很舒服,但是一旦这个能量耗光了,你变成了一团"华沙化合渣"的时候,你的感觉会尤其糟糕,而且会越发地死气沉沉。

抑郁症患者,如果你正在与暴饮暴食作斗争的话,我建议你拿一个小笔记本记录下当你想吃东西的时候你是怎么想的。很多这么做的人都说他们想吃东西,不是因为他们饿了,而是因为他们觉得无聊,或者因为另外一些不愉快的事情。记录下你的这些感觉可能不会让你对食物的渴望消失,但是这却可以让你有机会想想,看是不是有其他不用吃东西来缓解这些情绪问题的方法。

当你想吃东西的时候,还可以试试我之前有提到过的正念。不是快速或者机械地吃,而是花一些心思到吃这个事情上来。我嘴里的这食物是什么做的?它尝起来怎么样?你可以把你的全部精力都聚焦到吃的这个动作上来而不是去思考其他的一些东西吗？如果是这样的话你会从你的食物里得到更多的满足，而且你会更加清楚你在吃什么东西。

负罪感

你可能曾经听过抑郁症就是"向自己内心发脾气"。虽然说这种解释有点过于简单化了，但是确实相当多的抑郁症患者都很容易因为生活中的一些问题而埋怨自己，而不是同情自己。

对自己要有同情心

当你患了抑郁症的时候，对自己有一颗怜悯的心是相当重要的。当你有抑郁症的时候，你是一个病人，而对一个病人发脾气是没出息的。我们不会因为自己得了感冒或者是肾脏感染而对自己生气，因为我们知道那不是我们本身的原因造成的，而我们当务之急应该是让自己好转，而不是对自己发脾气。而抑郁症也一样。有一些抑郁症患者会觉得自己是不是对自己太好了，是不是应该对自己更严厉一些，于是他们莫名其妙地就会变得懒惰起来，或者是丧失治疗的动力。我通常会告诉我的患者这种想法只会让他们觉得更糟糕。像"士兵军官"那样严厉要求自己会让心理治疗效果降低。

抑郁症患者通常会担心他们是不是正在成为他们的朋友或者家人的负担。你甚至会觉得如果你向他们求助是不是会更沮丧或者让人觉得更反感。试着这样想想：你只是在履行你的义务。当你生病了，寻求治疗，积极好转是你对自己负责，并且病人寻求更多的社会帮助是天经地义的。当你感冒的时候，你对自己负责，于是你请假不去上班，而是待在家里照顾自己；你可能不会因为让人给你递一包纸巾而感到不安吧，抑郁症也一样！

注意力不集中，很难做决定

把钥匙放错了地方，或者去杂货铺买东西到了那儿又忘了要买什么，这些事儿是不是会让你沮丧？我们都会有注意力不集中的时候，但是如果你得了抑郁症，这种情况会经常发生。我的有一些病人甚至管这叫"大脑混沌"，因为他们觉得自己的脑力太衰竭了。在你接受治疗的过程中，虽然对你来说不一定用得着，但是我仍然建议对你要做的事情养成列单子的习惯。这只是一个暂时的方法，等你逐渐可以集中精神和注意力后，你再停止使用这个方法。如果你的电脑或者手机有提醒功能的话，你也可以用它们来提醒你最近忘记的一些事情。还有，照前面提到的方法调理你的睡眠情况同样对你的精神集中是有好处的。

如果你做一个决定太难了，不知道接下来该干什么？伴随着决定迟疑的便是沮丧。提醒自己你要做的不是一个完美的决定，而是一个能让你保持积极的心态和社交的决定。当你患有抑郁症的时候，不建议你做一些人生的重大决定，但是如果你真必须在这些问题上做决定时,我建议你找一些你信任的朋友给你一些参考。最后,如果一个决定真的让你不知所措的话,那么你可以问问自己到底是花更多的时间在这个决定上重要,还是做一个为了让自己解脱的决定重要呢?

暂时调整你的期望值

抑郁症的很多症状都会让我们的工作、学习、阅读以及参加社交活动变得困难。有效管理这些症状的一部分就是你要暂时降低对自己的期望。当你的背上压的是 100 磅重的抑郁症的时候,你不可能还要以 100 分满分来要求自己。寻求帮助没什么不光彩的,我建议你为自己申辩一回。如果你一条腿断了,靠着一根拐杖走路,人们会觉得你需要帮助,于是向你伸出援助之手,但是由于抑郁症对其他人来说是看不见的,所以你不得不坦然,而且你的生活也会因此而发生改变。记住:除非你让别人知道你需要什么,否则他们不会知道你要什么,所以,去告诉他们吧! 在第七章,我会谈谈如何去告诉别人。

总　结

虽然说抑郁症的症状不是一朝一夕就会消失的,但是当你恢复的时候,你可以有很多种方法来适应并且管理这些症状。最重要的就是要对自己积极乐观一些,即使一开始你并不能有这些体会。让自己积极并且照顾自己可以让阴暗冷淡的情绪消失。去尝试一下本章提到的这些方法,看看哪一种方法最适合你,同时要告诉你的医生或者心理治疗师,让他们看看你的这个方法是不是与你的治疗计划相辅相成。但最重要的就是——持之以恒。改变不是一天能完成的,坚持那些对你有效的方法是至关重要的。下一章里面,我将为大家介绍如何处理一种特殊的症状——有自杀的想法。

控制自杀的想法

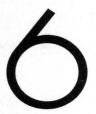

　　我们在谈论处理控制抑郁症想法的时候,抑郁症有一项症状相当严重,所以我们需要特别注意,那就是有自杀的想法。虽然说讨论自杀的风险乍一听很吓人,但是确实有必要谈谈。抑郁症可能会导致很多后果,但是自杀的想法确是致命的。我把本章分成两个版块,第一个版块为那些患了抑郁症的人;第二个版块是让他们想想他们生命中重要的人,这些人能帮助他们处理自杀的想法。

　　抑郁症患者中确实存在着很高的自杀风险。诚然,很多抑郁症患者都没有自杀,但是很多自杀的人都有着心理疾病,通常都是抑郁症。为什么抑郁症和自杀有着如此密切的关系呢? 抑郁症到底为什么能让一个人失去最基本的求生的本能呢? 很大程度上是因为抑郁症能引起强烈的绝望的感觉,或者让患者产生所有事情都不会出现转机的想法(贝克,1986)。把这种想法再和负罪感、自我批评、缺乏社会支持、不快乐以及其他活不下去的原因加在一块儿,于是你就会明白为什么那些人觉得他们再活下去没什么意义了,并不是他们想死,而是因为他们失去了希望,找不到另外一种减轻伤痛的方法(乔布斯,2006)。幸运的是这些想法会随着抑郁症的减轻而逐渐好转,所以治疗抑郁症对于降低自杀的风险是极其重要的。

产生自杀想法的人

"自杀的想法"其实涉及很多想法、感觉以及行为。好比是一条色带,从最不严重到很严重的色带。

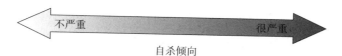

不严重　　　　　　　　　　很严重

自杀倾向

在不严重的一端,你可能只是含含糊糊有一些想消失的想法,或者只是想马上解脱,或者逃避。一段时间后随着这些想法扎了根,它们就会变得更阴暗:你可能会开始想如果你死了会不会有人挂念你,或者如果你死了这个世界会不会变得更美好。再过一段时间后,这些想法可能会让你开始做一些准备,一些自我了断的方式的准备,或者囤一堆药,或者买一把枪。最后,情况已经到很严重这一端,你打算自杀。这个打算可能是蓄谋的,也可能是因为滥用药物或者喝了酒过后的一时冲动。所以,当我们在谈自己的想法和行为的时候一定要明确我们在这条色带处于哪一点位置,然后,根据严重性的不同采用不同的阻止悲剧发生的方法。

如果你本来一直就有自杀的念头，但是你没做任何自杀的计划，也没有真心自杀的打算，那么你就有足够的时间来降低风险，同时提高自我保护的能力。尽管你应该做一些处理自杀想法的行动，但是此阶段你最重要的还是应该放在抑郁症治疗上来。产生自杀念头的根本原因是抑郁症，所以此时此刻你一定要诚实地告诉你的医生、心理治疗师们你有死亡或者自杀的想法，无论这种想法有多么抽象或者隐约。这样你的医生才可以趁风险还不是太大的时候给你一些有帮助的建议。另外，和一些你信任的朋友谈论你自杀的想法也不会让你的情况更糟糕，而会帮助你把控这些想法。

可能在有些时候或者有些情况下你并不方便把你自杀的想法告诉别人。有一些人可能会对这类事情反应特别强烈，或者有一些人不会尊重你的隐私（自杀的想法其实对你来说是一种隐私），或者还有一些你根本不熟悉的人，当你要把你自杀的想法告诉这些人时请三思，因为你也不想这些人把这事情变得更糟糕。所以找一些你信任的，又不会反应过度的，同时又能认真对待你的这个情况的朋友倾诉。如果你周围找不到这样一个人，不妨试试打电话给自杀咨询热线吧。

如果你在自杀倾向的道路上已经走了很远很远，或者你正在做一些自杀的准备，那么这时情况就非常严峻了。如果这时再让你去阅读一些自救的方法可能已经没什么意义了，因为你已然视死如归，然而，还是有希望的。通过和很多自杀未遂的人聊天我们发现他们其实对待死亡也是矛盾的，比如说，一旦他们真正实施了自杀的行为，比如吃毒药，或者从桥上跳下去，在那一瞬间,他们会突然后悔。在潜意识里他们还是希望得到帮助的,所以一定要让别人知道你此时此刻已经非常没有安全感了。如果你有知己,或者家人,或者一些你信任的人,现在是时候向他们倾诉了。如果你正在接受治疗,一旦有了做自杀准备的念头你就必须得让你的医生知道。

如果你已经到为自杀做好了一切准备,那么情况就特别危险了。可能你已经做好自杀的决定,但是你的身体里仍然可能有一部分还不是很确定,这一部分可能觉得要不然再撑一会儿。情况已经到"非生即死"的地步,你可以拨打全国自杀热线,这些热线都配有经过专业培训的咨询师,他们会和你聊天,帮你寻找一些调理的方法。

降低风险

管理自杀想法的一条重要思路就是降低自杀的风险,主要包括以下几步:

第一,少滥用药物,少饮酒,减少一时冲动;

如果你有任何自杀的念头,最好把这些东西从家里拿走,或者交给朋友保管,眼不见心不烦。

第二,远离自杀的物或环境,比如火器、药以及高层建筑;

如果你家里有一些致命的药,那么与你的家人谈谈,请他们暂时保管这些药物,这样你就不会有机会服用这些药物了。我会简短地谈一下如何以一种有效的方式和向他人寻求帮助,同时也不惹怒他们,或者吓着他们。

第三,确保你积极参与到你的抑郁症治疗中来。

抑郁症患者停止心理或者药物治疗存在着很大的危机风险,所以一定要先告诉你的医生以及心理治疗师。千万不要做鲁莽的决定。

保护因素

除了降低风险,你还可以做一些其他努力来提供抵抗抑郁症的保护因素,主要的因素包括:

第一,确保你可以及时寻求抑郁症治疗;

这意味着你要保证你的医保没有过期,要知道你下一次去见医生或者治疗师的具体时间,以及确保交通便利。确认在你的处方药服用完前有一定的存货,而且你要知道怎么联系药品供应人员,以防万一。

第二,和朋友或者家人保持经常沟通;

即便你可能不是百分百喜欢自己,但是和你的朋友家人保持联系可以减少孤独感、被拒绝感以及孤立感。得到朋友及家人的帮助至关重要,所以一定要想办法让你的朋友和家人知道你需要什么。

第三,时刻暗示自己你的人生哲学以及你活着的原因是什么;

有一些人有文化信仰、宗教信仰,以及人生哲学观,这些东西可以保护他们不自杀。努力和自己沟通一下,再想想生命的意义所在,问问自己为什么活下去是值得的。虽然说有些原因在你患了抑郁症后就不再那么坚定了,但是你还是要找那些尚对你有用的东西,或是你还在坚持的东西,这很重要。

第四,做安全的计划。

在管理自杀想法时重要的是要做一个安全的计划,而且知道什么时候把这些安全的计划付诸行动。那么什么又是好的安全的计划呢?

首先,你应该去什么地方? 有没有一个地方让你觉得待着更有安全感呢,家里,或者朋友的家里? 你有没有觉得严重到必须去医院呢? 如果你有要去什么地方,一定要让你的家人或者朋友知道,这样也可避免周围大家为你担心。

其次,你应该和谁打电话或是聊天呢? 你是否应该给你的治疗师打电话呢? 如果是的话,那你又准备和他说些什么呢? 如果在你的"安全应急计划"里还有其他人,你一定要提前让别人知道你的这个计划,这样他们也能尽早参加到你这个计划里来,成为这个计划的一分子。如果是深夜,你又应该去找谁呢? 你要确保有这些人的联系方式,不要真到了危急关头才发现自己的电话里根本没存朋友的新号码。

怎么让别人知道你需要帮助?

那么应该如何让别人知道你有自杀想法这个事实呢? 的确,有朋友、家人,或者危急关头身边有个人对控制自杀的想法是有帮助的,但是问题是和他们讨论这个话题应该如何启齿呢? 你需要仔细考虑以下几个问题:

1.为什么你希望让这个人知道你有自杀的念头？

2.你希望从这个人这里得到什么帮助？

3.你应该怎么和这个人沟通，一来让他们知道你想要什么，二来又不让他们觉得是不是有点过度干涉你的生活？

如果你是因为希望从这个人这里得到心理支持而要和这个人谈，那么你在接受治疗一开始就要让这个人知道，你要让他知道他是你的一个知己，而不是要他成为你的治疗师。这样他就会全心全意地支持你，而不会承担一些不可能或者没必要的责任。你要让他知道你只是想让他倾听，而且想让他明白你正在经历着什么。

如果你是因为你觉得自己已经不能一个人来管理你的自杀想法了，所以你需要找一个人来帮忙，那么这个时候情况就很紧急了。不妨这么说"我想要和你谈谈，因为我现在正在进行抑郁症的治疗。而且我最近已经有了一些寻死的想法，我现在很担心。我不确定我是不是还可以独自一人来管理这些想法，所以我希望你……（帮我联系我的治疗师/带我去医院/或者其他）。我已经尽全力来管理这些想法了，但是我真心没把握我还能再独自一人管理这些想法"。

你要记住，尽管你把你自杀念头分享给了别人，但是在你自杀时最终保护自己的是你一个人的事。向别人寻求帮助和威胁别人完全是两码事。你当然不能拿你自杀的念头来威胁或者向他们勒索，任你为所欲为。一来这是不公平的，是对别人的伤害，二来这也与你抑郁症治疗的根本目的相背：对自己的生命负责。

有一些人害怕把他们自杀的想法向他们的治疗师或者心理医生说,因为他们害怕他们可能被强行送进医院或者引起一些紧急情况。不用担心,你和心理医生谈你自杀的想法什么也引发不了,只不过是一起谈话罢了。你的心理医生会和你谈谈你的想法是什么,它们有多严重,你管理这些想法的情况如何,等等。如果你的情况很严重,你可能真是存在着把自杀想法付诸行动的风险,那么你的医生会和你谈谈你们怎么一起做来确保你的生命安全。这可能会包括把你送进医院,但是这要到了最最紧要的关头,医生才会把你不按你的意愿而强行送进医院。

写给有自杀倾向的抑郁症患者的家人和朋友

这一部分是写给那些有自杀倾向的抑郁症患者的家人和朋友的。公开和患者谈论自杀倾向是很吓人的,从感情上来讲也是很难的。然而,遗憾的是,对于很多被诊断出抑郁症的人来说自杀都是一个风险。

有些人觉得如果去问他们的抑郁症患者朋友他们是不是有自杀的想法,这样会不会让他们更想快点了断自己,这是一种特别具有毁灭性的想法。事实恰恰相反。当你直接去问你的朋友他是不是正有一些自杀的倾向,同时又表现得很自然时,你是在向他们传递你是认真的,而且你也是真心地在关心他们。你有自杀倾向的朋友也不会因为你问了而产生一些原本他没有的新想法,同时他还可能会觉得很放松,因为有人会真心关切地问这些问题。所以如果你真关心，就大胆地问吧。你不会让情况变得糟糕的，而且你还可能会因此而挽救你关心的那位朋友的生命。

自杀倾向的一些风险因素以及前兆

当你在和一些有自杀倾向的抑郁症患者谈话时，你自己要知道一些有风险的因素以及前兆。所谓自杀倾向的风险因素其实就是一些可能会提高自杀最终发生概率的一些情况，而自杀倾向的前兆就是让你发现你的这位抑郁症患者朋友正处于自杀的紧急关头。

那么自杀倾向的长期的风险因素有哪些呢？这些因素虽然不太能直接引发自杀倾向，却能降低人们自杀倾向的免疫。

- 抑郁症及其他心理疾病
- 接触一些自杀的工具，尤其是火器
- 有过自杀倾向或者行为的经历（很多想自杀的人都不止一次自杀经历）
- 内心孤立
- 受到其他自杀者的影响
- 进过监狱，哪怕只是短期

那么又有哪些自杀倾向的征兆呢？下面列举了一些常见的自杀征兆，如果你发现你身边人有这些征兆，你最好赶紧问问他们是不是有自杀的想法。

1.谈论死人、死亡，或者自杀，即使没有直接说出来。

2.写一些自杀的语句,把自己的财产分给别人,或者无缘无故说自己的一些心愿。

3.患了抑郁症后突然有一天精神面貌陡然提振。(这一点可能听起来有点出人意料,是这样的,抑郁症的恢复一定是一个逐渐缓慢的过程,如果一个人突然一下心情就好起来了,可能说明他已经做出了断的决定了,是这个决定让他觉得如释重负。)

4.大量喝酒,滥用药物,因为这样可能导致一些冲动的行为。

5.个人日常生活表现突然出现重大改变(在工作或者学校老是不开心,或者个人仪表或者外貌的一些改变都是值得担心的)。

6.最近发生的一些重大的失意,比如分手、亲朋好友逝世、宠物去世,或者失业等。

你可以做什么

当你在帮助一个有自杀倾向的朋友的时候,你需要记住你的角色以及你的底线。你是去扶持他们、鼓励他们,而不是扮演一个治疗师的角色去治疗自杀倾向的。你不可能神奇般地让情况就好转了,但是你能做的是帮助有自杀倾向的朋友降低风险。下面列举一些你可以做的事情:

不要害怕和他们直接讨论自杀这个问题。记住你之所以问不是因为你可以给他们什么有建设性的意见。如果你实在不知道怎么开口,你不妨真诚而直接地说:"是这样,我真心为你告诉我的所有事情感到担心,我不知道现在情况是不是已经非常糟糟了,是不是你已经都有自杀的想法了呢?"

问问他们的自杀倾向到底有多强烈,是压得他们喘不过气来了吗? 自杀倾向越是强烈,情况就越严重,那么你就得尽快联系警察或者直接把他送到医院去。如果倾向不是很强烈,也就是说,如果你的朋友告诉你他还没有要把这些想法付诸行动的打算,而且他坦诚地告诉你他正积极接受治疗,这样的话你就还有时间和选择。你不妨问问你朋友的医生、治疗师或者心理医生应该怎么办。

其实只要你在你的朋友身边,开诚布公,关心他,不指责他,这本身就已经是最大的帮助了,也可以减少你朋友自杀的风险。你要仔细倾听他说的事情,即使有些事情你们的看法完全不同,你也没必要只说正确的事儿。你只需要真诚地关心他过得好不好或者有没有安全感。

充满希望,态度积极,但是也要现实一点。这不是指你含糊其词地承诺他所有事情都会好起来,而是说你要让你的朋友明白,告诉他们,他们之所以会有自杀的倾向是因为他们有抑郁症,而抑郁症是可以治疗的。同时积极支持他们接受治疗,帮助他们努力好转。

试着降低患者的焦虑。当抑郁症患者着急或者焦虑的时候,自杀倾向的风险就会升高,因为他们更容易做一些冲动的事情来缓解他们的痛苦。你可以让你的朋友和你一起到一个安静的地方,或者可以放松的地方走走,这样你就可以和他谈话,或者你也可以告诉他你陪着他一块儿出去,离这压抑的地方远远的。或者你可以问问他是不是想一起做点别的事情让他的注意力从这些压力上转移。当然你不能让他陪你一块儿喝酒或者滥用药物,不过暂时的注意力转移不能不说是一个减轻焦虑和压力的好方法。

不要试着去治疗、修复问题。你不是医生,如果你能成为一个热心的、怜悯的倾听者,你会帮更大的忙的。如果你老是不厌其烦地问"你有没有试过这个,你有没有试过那个",这只会让抑郁症患者感到沮丧。你不妨想一些短期的计划帮助他们减压,或者积极地和他们一起体验生活,或者加入帮助他们治疗的过程中来。

持之以恒!支持有自杀倾向的抑郁症患者是一个持续的过程,你要时不时地检查确认他们得到了持续的帮助以及治疗。同时你还要避免自己"像一只老鹰似的盯着人家"。如果你特别特别担心你的朋友,你觉得你需要一刻不离地照顾他们,这样会有两个问题,你会关心过度,或者你会让你的朋友需要得到更高层次的关心。你可以和你的朋友谈谈是不是有这样的问题,或者你也可以咨询一下他的医生或者治疗师他需要得到什么层次的关怀。

你在照顾别人的同时也别忘了要照顾自己。给有自杀倾向的人提供支持,这是一件很难而且又很费心费神的事情,所以你要确保你自己也得到了支持或者情绪的排解,还要确保自己也得到了满足。如果你觉得你花太多的时间支持你有自杀倾向的朋友,或者你觉得你在他们的生活里扮演了太重的角色,你可以和他们谈谈这个问题,看能不能重新整理一下你在安全计划里的角色。因为可能他并不是故意要向你索求这么多的。

你不要干什么

当你以一个朋友的身份支持你有自杀倾向的抑郁症患者朋友的时候,有一些事情你是不能干的,因为那样只会让情况更加糟糕。下面列举一些错误的做法,这样你就知道你做哪些事情是于事无补的了。

不要忽视或者不重视他们关于自杀的谈话,而是要始终严肃对待这些谈话。很多自杀的人生前都会把这些想法和人沟通,不要简单地就以为他们的压力只是"说说罢了"。

同样,也不要把这些谈话仅仅视为"不过是想引起注意罢了",自杀的确是需要注意的,漠视这些警告征兆是很要命的。

同时也别反应过度。如果你的朋友告诉你他们好像有一些自杀的想法,但是尚且没有要付诸行动的打算,你一听到就马上打电话叫警察这就有点欲速则不达了。想想其他的步骤,比如向你朋友的治疗师咨询应该怎么办。

不要使用激将法,赌你的朋友敢不敢自杀,这根本起不了作用。

不要给他们讲授自杀倾向的一些知识或者对他们有自杀倾向感到丢脸。现在只是倾听的时候,不是批评、指责,或者教育他们为什么生活值得继续。你的角色只是支持他们,帮助他们协调一些资源,而不是他们的治疗师。

不要发誓你一定会保密。如果你的朋友自杀倾向已经表现得很明显了,你可能就需要让其他人也参与到帮助中来。你做到了保密,但到时候如果真出了什么事你怎么办?你也不愿意虽然保守了一个秘密,却失去了一个朋友。那么如果你已经向你的朋友保证你会守口如瓶又应该怎么办呢？你会不知所措吗？虽然这种情况很棘手，但是你还是可以找到你的朋友，老实告诉他们"我很抱歉，我知道我向你保证过我们之前的谈话是一个秘密，但是我不知道你会告诉我你正在考虑自杀这么严重的事情，我真的很担心你，我觉得我要把这事儿告诉其他人，因为我不知道怎么确保你的安全。"你这么说完后可能你们的友谊会暂时受到挑战，但是至少你可能会因此而让你的朋友还活着，你以后再处理你们的友情也不迟。

最不幸，也鲜有发生的情况是你的朋友威胁或者逼迫你为他们做一些或者不做一些事情，这种情况就相当相当严重了，不要以为你可以一个人应付。不要让自己被威胁或操纵。你宁可深入了解一下情况，对他们说"很抱歉，我不知道如果我是被威胁或者被逼迫的，我应该如何支持你。我需要去和其他人谈谈接下来应该怎么办"。到了这个时候，你就需要找一些专业人士来帮忙了，要么打电话给他们的医生或者心理治疗师，要么报警。

总　结

自杀倾向是抑郁症很重要的一个症状。抑郁症患者通常都会觉得这个世界太悲惨太让人绝望，而死亡是唯一可以让他们解脱的方法。记住，很多自杀的人并不是真心想了断自己，他们只是想解脱。既然是解脱，那就有治疗的方法。很多自杀的人都患有抑郁症或者其他的心理疾病，由于这些疾病都是可以治疗的，所以自杀其实是可以避免的。如果你真关心一位有自杀倾向的朋友，你有很多种方式去支持他们，同时不会觉得过多地干涉了他们的生活。重要的是你要开诚布公，真诚地和他们谈话，看自己可以怎么帮助他们。如果你是有自杀倾向的那位，那么你要积极接受治疗，同时要想方设法让你身边的朋友或者家人知道他们可以怎么帮助你。在第七章里面，我重点要谈谈其他一些判别你需要什么以及告诉别人他们应该怎么帮助你的方法。

7 寻找你所需的帮助与支持

当在接受抑郁症治疗的过程中,很重要的一点是你要对自己坦诚,你要知道作为一个病人,你需要更多的支持与帮助。在这一章节里,我要谈谈如何识别自己需要什么,并如何有效地去实现这些需求。正如解决其他的生活困难一样,这个问题需要你同时做两件事情:一,你要意识到你现目前的具体情况;二,利用你所有的资源或者精力努力做得最好。在前面第五章的时候,我谈到了如何通过客观认识自己的症状来从内心里暂时降低对自己的一些期望。现在,我要谈谈如何从外部去行动,去获得一些社会支持。

寻求得到他人的支持的重要性

为什么我要如此反复强调从他人那里得到你所需要的支持呢？因为满足我们的基本需求即对健康的情感生活是至关重要的，而我们需要其他人的帮助让我们这些需求得到满足。虽然我们想要自立，但同时我们也不是一座孤岛。我们每个人很大程度上都需要依靠周围的人来满足我们的一些需求。当我们还是一个婴儿的时候，我们都很无助，我们需要大人喂我们食物，保护我们，爱我们。而我们对于联系以及爱的需求正如我们需要食物，需要水，需要住所一样，是很基本的需要。如果我们不能依赖外界来满足这些需要，我们的情感生活就会变得贫瘠，平淡以及空虚。成长，并不意味着我们就能把这些东西抛之脑后。无论我们想让自己变得多么自立，我们始终是生活在一个相互依存、相互联系的世界当中。在第五章我谈到抑郁症症状管理的时候，曾讨论了自己如何调理这些问题，下面我将讨论满足有其他人参与的一些需要。

找出你需要从其他人处得到哪些需求

虽然说我们每个人都有爱和亲密这些基本需求，但是每个人满足这些需求的方法是不一样的。比如说科学家就不会用和外向的娱乐演员一样的方式去满足他们的内心需求,因为他们很内向。我们都有自己不同的方式来满足内心需求。我希望你能仔细考虑一下你都有哪些特定的需求,然后我会告诉你怎样一步步地去实现这些需求。你可能不知道从何开始,所以在这里我列举一些问题,通过问自己这些问题,你会意识到你可能会有哪些需求。

身体上的亲近与联系

你是否想花更多的时间和一些挚友、家人或者爱人待在一起?还是说相反地,你需要在抑郁症恢复期间暂时中断与一些人和事的来往。

你是否参加了一些团队或者组织,比如说宗教方面的,运动队,或者社会上的一些俱乐部等?在你抑郁症恢复期间你需要做哪些安排来处理相关活动呢?

你是否有爱或者性方面的需求?如果在抑郁症期间你对性的渴望不是那么强烈,那么你应该从哪些方面努力来维持和爱人的关系呢?你是否需要在恢复期间改变你平常的一些浪漫或者性爱的形式呢?

如果你感觉到孤立,你是否希望有人给你打电话,去你家找你或者以其他的方式联系你呢?如果是,什么时候联系?多久联系一次呢?

谈话与沟通

记住，你是否告诉别人你有抑郁症是你一个人的事。你想告诉谁呢？或者你不想告诉谁呢？你的隐私以及你需要让别人知道你现在目前不是非常在状态之间是一种平衡的关系。记住其他人不是心理医生，除非你想办法告诉他们你的情况和需求，否则他们对你的了解不会有任何改变。

你不能假设其他人像变魔术般能随时知道你过得怎么样。你想你的朋友时常来看你，问候你的近况吗，还是说这样只会让你觉得烦？

对工作和家的期望

抑郁症对你的生活有什么影响？你是不是觉得很难再履行一些责任或者是达到以前的期望？列举一些明确的问题。

如果你的工作允许休病假或者说有相关的假期，那么问问自己现在是不是合适利用这些假期来进行恢复呢？你是不是需要请假去见你的医生或者心理治疗师呢？你的工作是不是有弹性工作时间或者其他的一些有用的调整方案呢？

如果你是在家里工作，或者不能从家务工作里抽身，那么你是不是需要重新协调一下你的家务呢，比如做饭、打扫、娱乐、照顾小孩儿或者其他的一些家务呢？想想你能干什么，这样你才能更好地融入，更好地帮忙。

　　如果你是一个学生，那么你是不是需要申请延长你家庭作业的时间呢，或者是减轻一些课业负担？如果你请病假以把心思全然放在恢复治疗上是不是更好呢？

对症状的反应

　　你现在的睡眠时间是不是需要和以前不同呢？

　　你是不是发现有一些特别的食物不再合你胃口？你是不是需要暂时改变一下自己的膳食呢？你是不是需要去买一些你需要的东西呢？

　　如果你在注意力集中方面有些不足，你是不是需要对一些特定的活动或者责任设一些备忘呢？

　　如果你觉得压抑，不能做决定，你是不是需要一些额外的协助帮你做决定呢？

　　你是不是需要找治疗师或者心理医生的地址呢？是不是需要帮忙查他们的地址，又该怎么去呢？

寻求你想要的帮助

　　当你在恢复的时候如果花了心思想你需要哪些帮助，那么接下来你就要想想怎么去获得这些帮助。当你在让别人帮你忙时，他们可能会好奇你为什么要让他们帮忙。而且有时候根据你要寻求的帮助，一些人可能还会向你表达他们的担心。如果这事儿真发生的话,那么这些时候很重要的一点就是你要想想你应该怎么来解释你的抑郁症。

当你要让别人知道你有抑郁症的时候,你要记住他们不能阅读你的心思。你不妨给他们一个你为什么有这些特殊的要求的框架,这样可以帮助他们明白你缘何而来,而且这样他们也更愿意帮忙。你可能想要在保护自己的隐私以及对你和朋友的关系的影响之间权衡一下。

例如,你要做的第一个选择就是你是否想把患了抑郁症的事情告诉你的家人。如果你是和家人住在一起的话,那么他们是给你提供支持与帮助的绝佳人选。如果他们和你很亲近,他们可能已经发现了你有些不对劲,这样的话会让你们之间的谈话变得更容易一些。

但是如果是和你不亲近的人说,你可能就会过分注意你的隐私这个问题了。那么这个时候告诉这些人你有抑郁症其实并不是件好事。如果一个人对心理上的一些疾病持批判或者挑剔的态度,或者经常对这些疾病做一些消极甚至是埋怨的评论的话,那么这个时候就要对你向这些人说的事情谨慎一些。向别人告知你的需求固然重要,但是同样重要的是你也不想别人认为你很丢脸或者把抑郁症视为一种虚弱或者心理不健全。所以你一定要有针对性。

如果你不想用抑郁症这个字眼,你完全可以不用。我们来看看如何用不同的方式表达同一件事情,比如说抑郁的你很疲劳,需要早些上床睡觉。而你的家人或者是室友又通常和你在晚上都会待到很晚,看电视诸如此类,那么这个时候你要怎么向他们解释你的这些行为改变呢？

当然，你可以不去提及这些异常的东西，而只是跟他们说："好了，我要去睡了。"这样说出来你的隐私得到了最大的保护，但是你却可能让你的家人或者室友感到很疑惑，或者担心。因为你并没有说清楚你这样做的缘由是什么，所以他们可能就会瞎想你到底为什么要这么早睡觉呢。这样对于那些和你很亲近的人来说不是一个长久之计。不过这样对那些和你不怎么亲近的人来说有时候还是挺管用的，因为你直接说出来你的需求，而没有过多地涉及细节。

更坦诚一点的你可以这样说："我最近很容易犯困，需要更多的睡眠，所以不好意思，我今晚不能和大家一起看电视了。"这样的话就能传递更多的信息，也能让你知道你的要求会对别人造成什么影响。这样的陈述更多的是一种自我坦白，所以通常也能得到更多的关爱。

再坦诚一点的还可以说："是这样的，我想要和大家坦白一下我最近以来都感觉到疲劳，我这会儿需要早点去睡了，所以可能就不能和大家一块儿看电视了。这不是个人问题，不是针对大家，我只是觉得现在精力没那么好了，所以我得多照顾一下自个儿的身子。等我好些了咱们再一块儿出去疯吧。"这样说就更清楚明了地表达了你的状况，同时也为以后的谈话作了铺垫。

最后，在自我坦白的最尽头，你需要向别人告知，你的这种疲劳症状只是冰山一角。所以你可能这样说："我想告诉大家我已经抑郁有几个礼拜的时间了，我也得到了一些我需要的帮助，包括我比平时早睡觉得到了更多的休息，我正在尽我所能来处理这些抑郁症症状，但是现在我想让大家知道我为什么不能和大家一起待那么多时间了。"这样说的话就告知了对方所有的信息，也较好地开启了更深层次关于你的需求以及别人可以怎么帮助你的话题。你越是坦诚相告，对方也越会坦诚，关爱以待。

　　记住，这里所讲的没有标准答案，你如何向别人说取决于你的需要是什么，以及你的这些需要将如何影响你所告知的这个人。

特例：与雇主交谈

　　如果你不是在家里工作，那么要平衡你的工作需要和抑郁症所导致的一些局限就变得很有挑战性了。记住，抑郁症不光是影响你的心情，它还能影响你的认知力，让你不能清楚地思考，集中注意力或者是记住一些细节。这样的话就会让工作很吃力。

　　到底要不要向你的雇主坦白你抑郁症的事实是一个很复杂的问题，因为你不知道你的老板是不是会给你提供支持和帮助。虽然我们说抑郁症并没有什么好觉得羞耻的，但是现实世界总有一些人还是谈"抑"色变。你越是不能揣测你的老板到底是什么态度，那么你越是需要谨慎，而且不要马上就用"抑郁症"这样的字眼。如果需要，你可以在以后告诉他更多的细节，但是一定要你在完全确定他是持支持的态度后。你可以提一些有限的、特定的要求来协调你的工作。如果实在是有压力，你可以请病假,但是也别说得太细了。

可能你的老板不能直接问你是不是得抑郁症了,但是他却可以问你是不是有能力胜任你的工作。如果你的抑郁症症状影响了你的工作绩效的话,你可以考虑和人力资源负责人谈谈适当调整一下工作内容。美国法院通常同意抑郁症为《美国残疾人法律条令》(ADA)规定疾病,故可以以此为依据要求一些调整。如果你不知道有哪些调整,请查阅第十章介绍的这些在线资源,找到一些有用的信息。

如果你担心你的老板以你患有抑郁症而对你有不公平的歧视行为,你可以咨询一些劳动法相关的律师。同样,你工作的地方的人力资源部也能就这个问题给你提供一些帮助。请查阅第十章列的一些在线资源,你能获得更多的帮助。

总　结

抑郁症患者获得社会支持,起于他们的内心开始接受这些症状正影响他们的生活这个事实,以及他们需要从别人那里得到所需的一些帮助。所以很重要的一点是你要权衡这些抑郁症症状对你的正常生活,工作以及实现自己的期望和满足自己的需要都造成了哪些影响。一旦你知道了抑郁症对你的生活产生了哪些影响后,你就要重新回到正轨上来,想想生活中对你很重要的哪些人可以给你提供哪些帮助。我列举了一些方法,如何向这些人寻求帮助,一来可以保护你的隐私,二来可以让你很坦诚地沟通。还有一个特例是向你的老板寻求一些必要的工作上的调整。

下一章，我要谈谈另外一种特定的症状处理方法：如何管理伴随抑郁症发生而产生的一些并发症状。

8 伴生病症:抑郁症的 "闺蜜"

到现在为止,你已经对处理抑郁症症状有了一定的了解,但是这还不够。因为抑郁症通常都不是单独发生的,很多抑郁症患者都会出现一些其他的心理疾病。如果抑郁症患者同时检查出其他的心理病症,我们称之为伴生病症。在这一章节里,我重点谈谈如何发现并且治疗一些最常见的抑郁症伴生病症。

药物滥用

抑郁症和药物滥用通常都是紧密相关的:为了配合抑郁症所引起的绝望感或者说罪恶感,抑郁症患者一般都会选择用酒精或者其他药物来麻痹自己,越麻痹越绝望,这实际上是一个恶性循环。一些药物甚至会降低人们对于抑郁症的免疫力。不管这二者之间是否存在因果关系,药物滥用和心理疾病同时出现的频率相当高,所以人们用"双重诊断"来形容这种现象。

那么,你如何知道自己是不是在滥用药物呢? 一旦你使用药物造成了一些人身、法律、社会或者医疗问题时,你就要引起重视。然而定义药物滥用这个问题并不在于你喝了多少酒,或者吃了多少药物,因为人与人是存在差异的,而是通过观察你的药物使用对你的生活造成了什么影响来判断问题的严重程度。如果你觉得自己必须要依靠酒精或者药物才能够度日,或者如果你觉得自己已经开始有一些欲望或者上瘾的症状时,你已经不再是滥用药物了,而是构成了对药物的依赖。无论是滥用还是依赖都是很严重的,所以你一定要和正规的医生或者心理治疗师谈谈该怎么戒除。药物滥用本身就能对我们的生活和身体造成一些伤害,但是如果同时你还在接受抑郁症的治疗,药物滥用会使恢复过程受阻。

药物滥用和抑郁症的联合治疗方法

治疗药物滥用的方法如何与治疗抑郁症的方法联合呢? 举一个极端例子,如果你的药物滥用情况相当严重,那么你可能要考虑主要针对你的酒精及药物使用的方法,有时候这种叫戒瘾或者疗养,通常都是在医院或者其他疗养院里进行的。如果你是选择的这种方式,那么一开始你就要问清楚整个治疗过程中你如何进行抑郁症治疗。

如果你的药物滥用情况不是很严重,你可能需要同时进行接受药物滥用以及抑郁症的治疗。有时候同一个医生或者心理治疗师可以提供两种不同的治疗方法，但是多数情况下他们的治疗是互不影响的。例如，你可以每个礼拜去和心理医生见一面接受谈话治疗，而在这个礼拜的其他时段，你需要去接受药物滥用的治疗。

哪些治疗方法是适合治疗药物滥用的呢？治疗药物滥用的理念多种多样，包括完全禁欲（比如匿名戒酒会，匿名戒毒会以及其他"12 步"项目），主张控制饮酒。有一些项目是规范的小组形式的，也有一些不那么正式或者更个人主义的项目。在第十章，我会详细列举一些抑郁症恢复组织，包括"12 步"项目。不管你是以什么形式在治疗，你都要把你恢复的情况如实向你的心理治疗师反映，这一点很重要。还有一点，你要弄清楚你在治疗抑郁症时所服用的哪一种药品可能会与酒精或者你滥用的药物起反应。

焦虑症

有些时候我们都难免感觉到害怕、担心或者紧张，但是如果这些感觉开始扰乱我们的生活，我们就要考虑我们是不是得了焦虑症。焦虑症多种多样，但是或者都有一个共同的主题，那就是全神贯注地想要管理好担心、郁闷以及害怕这些情绪，结果无形当中却延长或者加重了这些情绪。焦虑症是抑郁症患者最常见的伴生病症（希什菲尔德，2001）。

比如说，你可能听说过恐惧症，就是指那些对一些很常见的事物出现无理性的害怕，比如动物、针，或者是一些特定的情景，如拥挤或者高空。对于很多没有接受过专业治疗的人来说，通常处理这种症状的方法都是逃避，也就是说，避免接触到这个让他们害怕的事物或场景。诚然，逃避在很大程度上可以让你觉得安全而且被保护，但是问题是逃避也剥夺了克服这种恐惧症的机会。更糟糕的是，你可能会相信逃避是可以保护你的，所以当你感到焦虑的时候你可能再次选择逃避。结果，短暂的逃避加重了长期的焦虑。逃避，无论是从字面上来讲（离开房间）还是从象征意义上来讲（强迫自己不停洗手因为担心粘上细菌），都是焦虑症的一个关键特点。

这些病症都是抑郁症最常见的伴生病症。据估计，高达85%的抑郁症患者都同时患有严重的焦虑症（戈尔曼，1996/1997）。这是一个极高的伴生病发病率，同时也再次说明了心理治疗师要全面评估患者情况，找出最有效的治疗方案的重要性。下面我们来看看抑郁症和焦虑症都有哪些相互加强的方式，具体的联合治疗方法又是什么样的。

抑郁症、焦虑症能使对方的情况更糟糕

抑郁症和焦虑症怎样相互影响呢？前面我提到逃避是焦虑症一贯的风格；然而当逃避伴随着抑郁症的时候，通常患者都会产生内心的孤立。孤立是另外一种形式的逃避，而且可以独自发展、加强。正如怕狗的人会相信远离狗是让其安全的唯一途径一样，对孤立的人来说，他们会觉得孤立是远离那些不安的感

觉的最好途径。在那些同时被诊断抑郁症和焦虑症的患者中，有证据表明焦虑症的症状首先出现并发展（凯斯勒，等，2003），所以在这些病例中，逃避的这种趋势可能在抑郁症出现之前就已经形成了。

伴随着焦虑症和抑郁症的认知扭曲也是相似的。例如，抑郁症患者从他们的病症里很容易就会得出一些不正确或者不健康的结论。抑郁症患者患病初期宁愿单独待着，但时间久了，会错误地理解为别人不愿意和他们待在一块儿。于是，患者就会觉得自己没有价值，然后更加地孤立自己。

那么哪种治疗方法会更有效呢？你可能记得在第三章里我们说认知疗法（CT）以及认知行为疗法（CBT）是心理治疗师治疗抑郁症常用的方法。幸运的是，研究表明，CBT 在治疗多种焦虑症的时候也相当有效，所以你就知道如何对在这两种病症下产生的错误的观念以及信念进行质问并挑战了。更好的一点是什么呢？CBT 是高度结构化的，而且通常都依赖于治疗外的家庭作业安排，这样就可以避免逃避问题的出现了。

另外，初步证据也表明，抑郁症常用且有效的治疗方法——人际关系疗法（IPT），也可以用来治疗社会恐惧症，一种对很多社会现象感到恐惧的病症（利普兹，等，1999）。如果你的焦虑症主要是针对一些社会现象，那么你可以试试用 IPT 治疗抑郁症，同时一定要把自己投身到这些社会现象当中去。如果你的焦虑症不只是针对社会现象，那么建议你问问你的心理治疗师哪个方法更有效，是 IPT 还是 CBT。

一些抗抑郁药物对治疗焦虑症也是有效的。其中"选择性五羟色胺再摄取抑制剂 SSRIs"和"选择性非肾上腺素再摄取抑制剂 SNRIs"是治疗抑郁症和焦虑症的常用药物。如果你在服用抗抑郁药物,那么你一定要让你的处方医师知道你是否还有焦虑症的症状,而且要告诉他们这些症状对你服用的药物有什么反应。

人格障碍

有"人格障碍"不代表你就是个可怕之人。心理健康专家用这个词来形容一个人的行事方式与客观世界格格不入。有人格障碍的人对他们生活中的人和事的反应是局限的,而且他们几乎都不能很深层次、很丰富地去体验这些。

了解人格障碍很重要,因为这个问题在抑郁症患者中很常见(盖博,希蒙生,2007)。据希尔和他的同事们研究,在那些抑郁的人中,大约有 23%~87%的人都满足了至少一项人格障碍的标准,而且这个比例在那些抑郁症患者中更高。这种症状的重叠率是很高的,也为治疗提供了一些暗示。

人格障碍分为几类,比如,自恋型人格,他们只想让自己给别人留下深刻的印象,而不是把别人看成凭自己本事而成为的重要的人。另外,妄想型人格,这类人很多疑,他们很多时候都觉得自己会被伤害或者被袭击。固然,我们都喜欢给别人留下深刻的印象,我们很多时候都会有疑心,但是如果这些趋势太过于强烈从而左右了我们的人际关系或者与别人的互动,那么它们便是人格障碍了。

边缘型人格是最常见的人格障碍,也是经常和抑郁症同时发生的一种人格障碍。这些人对他们自己或者对其他人的看法不能够处于一种稳定的状态，也就是说，他们会在爱与恨之间快速变换。他们专注于避免自己被抛弃，一旦他们发现他们的人际关系受到威胁，他们就会做出绝望以及冲动的行为。而且有人格障碍的这些人通常还会有一些自我伤害，甚至是自残的欲望。另外，这种情绪上的快速变换还会使准确诊断抑郁症患者变得很困难。

显然，和没有人格障碍的人比起来，那些有人格障碍的抑郁症患者在接受抑郁症治疗的时候会面临很多的挑战。其中的原因有很多，小到个人早些年经历的一些事情，大到其世界观的扭曲，再到配合治疗出现的问题。一般说来，治疗人格障碍比治疗抑郁症本身要花更多的时间，而且通常需要一种强度更大的治疗方法。虽然说治疗还是有效的，但是你应该给自己一个更长的时间表来治疗由于人格障碍所引起的问题，通常这张时间表要用年来算，而不是月。

如果你的心理治疗专家告诉你说你有人格障碍，你怎么办呢？专家这么说可能是告诉你，你的生活中遇到了麻烦，因为你不能对一些事务的处理做到游刃有余。你可能需要进一步的心理治疗，帮助你学习更灵活的处理方式，以及更灵活地看待你自己及他人的方式，这得视你具体诊断结果而定。我同样建议你去咨询一下心理医生或者心理治疗师你最适合哪种治疗方式，而不是去问你的身体健康医生，因为心理医生或者心理治疗师对于诊断及治疗人格障碍有着更多的经验。

总　结

虽然我们说抑郁症本身就是一种疾病，但是抑郁症患者很多情况下还会同时诊断出其他的病症或者心理疾病。这就使得正确诊断并治疗抑郁症显得格外重要。这种健康的诊断以体检开始，还要密切关注其他心理疾病的诊断。我们在这里列举了一些最常见的心理疾病，因为它们对于做治疗计划有着重要的暗示作用。有一些问题，比如焦虑症，可以通过治疗抑郁症的心理治疗相关方法来治疗，但是其他的一些毛病，比如人格障碍以及药物滥用，则需要一些特定的、强度更大的治疗方式来减轻症状。处理伴生病症可能要花更长的时间，但是治疗确实是有用的，而且也是值得的。正如盖博和希蒙生（2007）所说的："治疗不是无用，只是须假以时日。"

抑郁症发生结束之后该如何照顾自己

如前面所述,"抑郁症发生"是指你的抑郁症已经严重影响了你生活的一段时间。我在这一章就主要讲述当你的抑郁症发生期结束后该做些什么。当然,这感觉很好——但是这段时间依然很关键,需要引起重视。在这一时段,你要给自己设定两个目标:一要防止复发;二要适应没有抑郁症的生活。

复发与复燃

不幸的是,大多数曾经有过抑郁症的患者都会在他们的生命某个时候再经历抑郁。如果你在你的上一次抑郁症发生结束的六个月内又得了抑郁症,这叫复发。这基本上是指其实上一次的抑郁症发生并未完全结束。如果你是在上一次抑郁症发生结束的六个月之后又发生第二次抑郁症,这叫复燃。这通常是指你的上一次抑郁症发生确实是结束了,你现在的抑郁症是另外一次不同的、新的抑郁症发生。抑郁症复燃的比率是很高的,如果没有治疗的话,差不多25%～40%的患者都会在两年内复燃。五年内复燃的比率更是高达60%,10年内是75%,15年内更是到了90%(伦伯格,彼得森,阿尔伯特,2003;凯勒,伯兰,1998)。复发和复燃的界限在现实生活中不是相当清晰的。六个月的分界线也并非魔法规律。所以不用太担心这两者间的区别,只是要记住抑郁症是可能死而复生的,而且你要确保它们不会。尽管复发和复燃会让抑郁症患者觉得特别地泄气,但是好消息是你可以做一些努力来保护自己,以防将来再次出现抑郁症。

继续治疗与维持疗法

我首先来介绍一下什么是继续治疗。其实继续治疗意思是指在你抑郁症发生结束后至少几个月内都要继续接受治疗,用药也好,心理治疗也好,或者是双管齐下。一旦你不再抑郁了,你不应该立即停止治疗,而是应该和你的治疗师或者医生谈谈需要怎么做来避免抑郁症复发。你的治疗师或者医生可能就会让你继续吃药或者接受心理治疗。你可能会怀疑这是不是真有用,但是有证据表明继续治疗确实是可以减少抑郁症复发或者复燃的概率的(邓勒 等,2007)。抑郁症发生结束的6到9个月是相当关键的,为了安全起见,我通常都鼓励我的患者把抑郁症发生结束的一年称作复发或者复燃的高发期。

维持心理治疗

成功结束继续治疗阶段后,继续接受维持心理治疗是很有价值的——这并不是为了减轻抑郁症症状,而是为了避免抑郁症复发或者复燃(邓勒,等,2007)。有一些心理治疗方法对于防止抑郁症复发其实是很有效的。人际关系疗法和认知行为疗法对于延迟抑郁症复发是有效的(弗兰克,等,1991;法瓦,等,1998;杰雷特,等,2001)。

有一种更前沿的治疗方法叫做"正念认知治疗"(简称MBCT),对于避免那些有过三次或者更多的抑郁症发生经历的患者复发卓有成效(特斯戴尔,2000)。无论是哪种治疗方法,维持心理治疗的目的都是为了帮助患者协调生活中那些可能引发抑郁症复发的压力。

维持药物治疗

如果你是在服抗抑郁症药物,你的医生或者心理治疗师可能会建议你继续服用一段时间的药物,即使是你的抑郁症已经好了。你的抑郁症好了,不想再吃药了,这是人之常情,但是你一定要经常跟给你开药的医生咨询你还要继续吃多久的药。

你万万不能擅自停药,在停药之前务必要咨询。突然停止服用抗抑郁症药物有些时候会引发很严重的副作用,所以你在停药之前一定要去询问一些用药建议。

那这是不是说你要无限期地服药呢？当然不是。哥德斯及他的同事（2003年）发现，在抑郁症发生结束之后对于减少抑郁症复发有着很重要的作用，而且他们同时指出，至少要在每一次抑郁症发生结束后至少一年内坚持用药。但是对于那些高风险的复发病人，最好是可以持续用药一年以上。对于一些人来说，抑郁症复燃的风险相当高，因此他们需要终身维持药物治疗。特别是对于那些有过三次以上抑郁症发生的病人或者延期抑郁症发生（指抑郁症发生持续了两年以上）的病人，他们需要向自己的医生咨询是不是有必要终身服药。虽然说终身服药让人很是沮丧，但是要记住任何后来再次发生的抑郁症发作都比起初的抑郁症发生持续时间更长、更严重，而且更加难治。

还有一点要记住，如果你只是通过药物在治疗抑郁症，那么治疗结束之后还会有其他症状。因为虽然说抗抑郁药物可能会有效，但是药物终究不能教会你在再次出现抑郁症发生之前处理的调理技能、应对技巧以及个人成长。换句话说，就是一旦你停药了，你就相当于没有了任何应对之策。底线是，在你的抑郁症发生结束之后，你需要一直留意你的情况，在可能需要继续用药之时，一定要和你的医生或者治疗师谈谈。

知道何时再次寻求帮助

那么当你完成了你的治疗方案或者其他的维持疗法后，接下来你要怎么办呢？虽说现在情况应该算是好的了，但是你应该想想在什么情况下你又得重新考虑回到治疗。如果你在以后的生活中开始又出现一些抑郁症的症状,那么赶紧去找你的医生,千万别犹豫。要是错过最佳时间的话可能会更难治疗,而且你可能会失去避免抑郁症全面暴发的机会。所以,要及早寻求帮助。

想想你最初是怎么知道你患了抑郁症的——你是感到伤心,感到空虚,还是感到焦虑呢?你的食欲及睡眠是不是有改变?你需要这些相似的变化。但是你也没必要过分的警惕,你要知道每个人都会有不愉快的事儿,有些时候也难免会睡不好。然而你要留意这些症状的次数,它们的严重性以及持续的时间,以及它们对你生活造成的影响。如果你开始发现你有好几个症状,而且这些症状持续的时间比你以为的要长,那么你就需要去和你的心理健康专家谈谈看是不是需要恢复治疗。在第五章我说过,通过一个表格来记录你的精神、睡眠、心情以及日常活动的一些情况,这种方法可以有效地避免情况往更糟的方向发展。

维持社会支持

除了处理这些抑郁症症状,如果可以的话经常参加一些社会活动对防止将来抑郁症的复发也是有效的。满意的、有意义的一些社交活动本身就是有用的,再者还可以避免被孤立,而被孤立正是引发抑郁症复发的重要原因。如果你不是那种特别外向型的人,维持社会交往并不是说你非得天天出去与人社交。如果你是一个内向的人,不喜欢和别人谈心,那即使你只是和别的人待在一块儿也是有好处的。有趣的是,即使只是成为一个运动队的成员也能帮助他们不受抑郁症之苦(巴比斯,甘维斯基,2009)。成为一个团队的一部分,从你作的贡献中体会到价值感,以及通过参加一些活动都更能让你发觉人生意义之所在。而任何能让你不被孤立的事情都能帮助你抑郁症不复发,不复燃。

那么通过在线的一些群组怎么样呢? 其实和一些正在从抑郁症中恢复的人保持联系是一个很好的方法,让你们可以一块分享信息,获得支持,而且能让你明白你不是一个人在战斗。虽然说和一些人在线聊天是很有帮助的,但是一个人待在电脑边上打字说到底还是一项孤立的活动,所以你也要小心这种方法的反作用。也就是说,把自己全部放在网络的世界里而不去理会真实世界的交流,恐怕不能满足你真正的需要。

每日自我疗养

当你处于抑郁症恢复期间时,规律的个人生活是一件很重要的事情。这不是说你的生活要变得烦闷,变得无趣,但是你必须要有正规的作息时间,按时睡觉,健康饮食,或者再理想一点,你可以有一些运动项目。

睡 觉

规律且高质量的睡眠对于一个人本来就很重要,当你正在从抑郁症恢复之时,这一点就尤其重要。对于青少年,每天保证8小时的睡眠对于减少抑郁症复发的可能性是很重要的,研究表明青少年每天不到5小时的睡眠会造成很高的抑郁症发生可能性(甘维斯基,2010)。虽然对于睡眠不好对抑郁症到底有什么影响这一课题我们还没有很好的研究,但是我们知道低质量的睡眠与抑郁症发生确实是相关的(凡米尔,等,2010)。请参阅第五章里谈到的怎样保持规律睡眠以及健康的睡眠习惯的一些建议。

营养饮食

健康饮食本身就很重要。参阅第五章里提到的一些富含水果、蔬菜以及豆类、少肉少奶制品的饮食如何可以抵抗抑郁症的内容。所以在抑郁症恢复的时候一定要保持健康的饮食习惯,特别注意多吃那些可以防止将来抑郁症复发的饮食。

锻 炼

除了锻炼本身带来的强身健体的作用,研究还发现适当的锻炼对于减轻抑郁症症状有很重要的作用,另外适当的锻炼还可有效地降低抑郁症复发。2000 年的时候，贝比克和他的同事研究发现那些一周保持三次有氧运动的人与那些依靠药物治疗抑郁症的患者比起来，复发的可能性更低。而且更好的是，这些好处能在最初的抑郁症发生结束后几个月内都有效。但是在开始任何运动项目之前都要遵照一些标准，所以你得和你的医生或者心理治疗师谈谈是不是有一些复杂的要求。

总　结

一旦你有了一次抑郁症发生，你很可能会面临第二次。在抑郁症发生结束后保持药物及其他心理治疗能有效地减少抑郁症复发，而且对于抑郁症复发还有一些专门的维持治疗的方法。同时还有一些健康良好的生活习惯可以更好地保护自己。要时刻注意自己的一些症状，尤其是在抑郁症发生结束后的第一年时间内，但是你也没必要太过于在意。只是不要非等到抑郁症症状全部都出现了你才去治疗。同时，在你恢复的这段时间里，你可以学习一下你经历的抑郁症的一些东西，以及你在将来应如何防止复发。所以在最后一章里，我列举了一些资源，这些资源可以帮助你更多地了解抑郁症。

10 附加资源

说到抑郁症,如果能对这种疾病有一些了解或者有相关的信息是相当重要的。除了我在每章当中提到的书以及文章外,我还要给大家提供一些更多的资源,大多数都是在线的,这些可以帮助你获得可靠的、高质量的信息,帮助你了解并治疗抑郁症。

怎样在线查阅可靠的、健康的信息?

关于抑郁症的在线信息有很多很多,当然这里面错误的、矛盾的信息也不少(伊森伯茨,等,2002)。那么你该如何来分辨真假呢? 我们不妨首先来看看怎么找到良好的、高质量的信息?

你在线查阅信息的时候,一定始终要确认信息的出处。这条信息是谁发的? 是不是有个人或者机构对这条信息负责。但是要是这条信息是匿名的，而且又没有上下文，那么就不能知道这条信息的准确性怎么样了。所以正确信息的第一步是要挑出那些有具体个人或机构对此条信息负责的信息，但是这还不能完全保证信息的准确性。

接下来你就要问问为什么这个人或者这个机构要对这条信息负责了。这是政府还是非营利组织，为了公众的利益发的这条信息，还是说是一个商业组织在出售一些产品或者服务？你可以通过该组织网址域名的后缀来判别，一般政府机构的后缀是.gov，非营利组织的后缀是.org，商业组织的网站的后缀是.com，最可靠的健康信息一般都是免费的，不与任何有偿产品或者服务挂钩。但是你要记住，不能说这条信息是免费的，那它就是可靠的。

以批判的眼光审视在线健康信息

良好的批判思维可以让你在评估正确在线健康信息时走得更远。著名天文学家卡尔·萨根说过："超乎寻常的论断需要超乎寻常的证据。"如果我们把这条规律应用到寻找健康的在线信息上，那么当一个人说了一条听起来很好的信息时，我们要思考，是否有足够多的证据能够支撑他的这一条诊断。最好最可靠的证据一定是来自那些发布在行业专业相互评审的刊物或者文章里。因为这意味着做研究的这个人，他的工作获得了专业领域人士的认可，同时这项研究在发表前已经被仔细审查过。

在线信息发表的这个网站是有什么公司赞助的吗？公司是不是与网上发布的信息有着利益相关呢？比如，如果一个网站是在促销一种药物，那么网站上是不是有着这种药的广告呢？虽然事情不总是这样，但是这是利益冲突的一条线索，所以你更应该拿怀疑的态度来审阅这信息。所有可能的利益冲突都需要被明确。

这家网站是不是有长远打算？是不是会去除那些不能支撑其成立的诊断？始终要找到信息的来源，是基于研究的，还是只是某人的诊断？如果信息只是某人的观点而已，那么这个观点的可信度又有多高呢？这个人是不是有这一领域的专业证书呢？他是不是在这一课题上有过一些行业专家认可研究呢？他在这一领域的经验又有多少呢？

信息的时效性怎么样呢？诚然，有一些放之四海而皆准的建议是亘古不变的，比如健康营养饮食和良好的睡眠。但是如果你是在找一些药物治疗的信息，那么你就得找那些越新的信息越好了。

有一些诸如 healthfinder.gov 这类的网站是能够提供一些可靠的、预先筛选的健康信息的。一般说来，政府的一些健康机构和国家级专业的组织都能提供一些可靠的信息。下面我列举一些来源，但是你千万不能把这些来源所说的或者说我所说的信息当成是理所当然的。只有你自己的常识和一些批判的思维才是你永远的向导。

国家级组织

1.美国国家心理卫生研究所（nimh.nih.gov）致力于寻找一些心理疾病的最有效的治疗方式，而且可以提供一些关于这些疾病最棒的信息。

2.毒品滥用和精神健康服务管理局（www.samhsa.gov）网站上面有大量的关于治疗多种心理疾病的信息，尤其是抑郁症和毒品滥用。

3.美国心理学会（apa.org）是全美国代表心理治疗专家的最大的组织。该网站上为心理专家以及普通公众提供了大量的关于心理疾病的信息。

4.美国精神医学协会（psych.org）是全世界最大的专业精神病协会，而且这个网站还提供了海量的关于精神病的信息，通常是从医学的角度。

5.美国国家精神疾病联合会（nami.org）是一家全国性的组织，自1979年成立以来，提高了那些被诊断为精神病的患者的生活质量。

6.对于退伍军人来说，美国退伍军人事务部（www.vetcenter.va.gov）可以根据以前服务过的对象的具体情况来提供一些帮助。

参考信息

1　什么是抑郁症

抑郁症

美国国家心理健康研究会有清楚、可靠的关于抑郁症的在线信息：

Nimh. nih. gov/health/publications/depression-easy-to-read/index. shtml.

美国国家医学图书馆和健康研究所也会提供一些关于抑郁症的清晰的、互动的报告：

www.nlm.nih.gov/medlineplus/depression.html.

美国医学会杂志会把当下一些抑郁症信息的文档归总到：

Jama.ama-assn.org/content/303/19/1994.full.pdf.

如果你能阅读一些关于抑郁症的个人的观点也是有帮助的，这样可以让你知道你并不是一个人在战斗。我推荐由威廉·史泰龙所著的《可见的黑暗》（1992 年），通过这本书，你可以对作者在严重的抑郁症中的挣扎感同身受。尼尔凯希写了一本叫《罪恶精灵》的书，这本书精炼生动地描写了 22 位患了抑郁症的患者的生活。同时这本书还用了两章从抑郁症患者爱人的角度描写照看抑郁症患者的情况，同时描写了抑郁症如何影响家庭间的关系。最后，安德鲁·所罗门所著的《正午恶魔》一书从个人以及社会的层面上洞察了抑郁症。

躁郁症

对于那些被诊断为躁郁症的年轻人来说有一本很好的自助书籍，是由罗斯·费德曼和安迪·托马斯所著的《面对躁郁症：写给那些正在与躁郁症战斗的年轻人》（2010）。这本书里面对于调理躁郁症提供了相当实用而且极好的点子。

精神分析教授凯·雷德菲尔德·杰米森所著的《躁郁之心》（1997），是描述面对和处理躁郁症的最好的个人著作。这本书不是以临床的、分离的角度来谈躁郁症，而是大胆地讲述了自己一生与躁郁症战斗的事迹。

特定受众

对于大学生，"Half of Us"（www.halfofus.com）是一个致力于与抑郁症及自杀想法作斗争的组织。这个网站提供了一些极好的信息和自我评估法，教人们如何帮助身边的朋友或者与抑郁症及自杀倾向作斗争。

对于老年人，老年精神健康基金会（gmhfonline.org）提供了一些常见的健康状况的建议。

2 正确诊断治疗抑郁症

寻找心理治疗师

在大多情况下,我建议你首先向你的保险公司咨询一下,你附近有没有在你投保范围内的当地的心理健康医生。给你的保险公司打个电话,或者上他们的官网看看是不是有投保范围内的心理健康医生的列表。一旦你找到了这个列表,你可以进一步通过与之前在网上找到的一些关于这些医生的信息作比较,缩小范围。

美国心理学会有美国心理治疗师的定位:locator.apa.org。

美国婚姻和家庭治疗协会(www.aamft.org)也有心理治疗师定位的服务。

美国毒品滥用和精神健康服务管理局(SAMHSA)提供了一些信息和门诊的定位服务:stroe.samhsa.gov/mhlocator。

美国退伍军人事务部(www.vetcenter.va.gov)对退伍军人提供了专门的寻找当地心理医生服务:va.gov/landing2_locations.htm。

对于那些年纪稍轻的患者,美国儿童青少年精神病学会(aacap.org)有大量写给抑郁症患者家人的信息。同时这个网站还有专门治疗儿童及青少年精神病的心理医生的定位服务。

如果你更希望和一位受过心理交流谈话治疗培训的牧师交流,你可以通过美国牧师咨询协会网站 aapc.org 找到该协会的一些牧师成员。

大多数持有证书的心理健康师，比如有证书的临床社会工作者和专业的顾问，都在他们从业的洲有授权。所以你可以通过你所在洲的执照局找出该心理治疗师是不是有相应的证书。请记住"心理治疗师"和"心理专家"在大多洲并非是正规的职称，所以是个人就能用这个头衔，无论是否真的接受过专业培训。

3 抑郁症治疗

正念认知治疗（MBCT）

正念认知治疗（mbct.com）是针对那些抑郁症发生三年以上的患者的集体治疗法，同时还能有效阻止复发。

如果你更喜欢自己单独去找一些读物，那我推荐你没事看看马克·威廉、约翰·泰斯德、金达尔·萨根和乔卡布·金所著的《走出抑郁症的正途：解放自我，远离慢性抑郁》（2007 年）。该书通过简单明了、通俗易懂的文笔解释了什么是正念以及正念在抑郁症治疗中的应用。

时下最流行的基于正念的项目是为了调理慢性抑郁和疾病的正念减压课程（Mindfulness-based Stress Reduction），此课程为马萨诸塞大学所开课程，详情可查阅：umassmed.edu/cfm。

人际关系治疗法（IPT）

虽然很多治疗师都在尝试 IPT，但是要想找到全面的具体列表也是很难的。所以我建议你联系你的保险公司或者是一些可能的医生直接问他们可不可以做 IPT。

国际社会人际关系心理治疗（interpersonalpsychotherapy.org）致力于训练及教育 IPT。该网站有很好的关于 IPT 的信息，但是缺点是该网站没有定位治疗师的功能。

爱荷华大学医院是 IPT 治疗的起源地，这里有过杰出的关于 IPT，无论是病人还是治疗师的信息。参阅 iptinstitute.com。同时该学会还提供了美国一些 IPT 治疗师的定位：uihealthcare.com/depts./interpersonalpsychotherapyinstitute/mapoffaculty.html。

认知疗法 CT 与认知行为疗法 CBT

认知疗法官网（ACT）（academyofct.org）有 CT 治疗师的列表。

行为与认知疗法协会（ABCT）（abct.org）有着关于认知行为疗法 CBT 的很多信息，同时这个网上还有可搜索的认知行为疗法的列表。

大卫·伯恩所著的《感觉良好：全新的情绪治疗》（1999年），这本书是对 CBT 最好的补充。每每在谈到 CBT 的时候我都会向患者推荐这本书。该书以清晰实用的方式勾勒了认知行为疗法的原则，而且该书还有大量的实例，你可以用来磨炼自己的调理技巧。

4　监督你的治疗效果

你应该有规律地跟进你的心情以及其他抑郁症症状的变化情况；我建议你至少每周一次用标准的抑郁症评估工具来给自己做检查，比如用 PHQ-9。你可以在网上：depression-screening.

org匿名做这个检测,而且还是免费的。

梅奥诊所旗下有一个网站,www.mayoclinic.com/health/treat-ment-resistant-depression/DN00016,这个网站上有一些关于治疗抵抗型抑郁症的信息。

5　管理你的症状

睡眠

美国国家睡眠基金会(www.sleepfoundation.org)提供了一些如何拥有更好的睡眠质量的信息,同时还有一些日常睡眠问题的信息。

营养膳食

如果你想通过健康饮食来开始做一些改变而又不知道从何下手的话,你不妨浏览一下美国农业部在线服务网站:www.choosemyplate.gov。

美国心理卫生协会网站上有一些关于抑郁症患者健康饮食的特别好的信息:liveyourlifewell.org/go/live-your-life-well/eat。

6　管理自杀倾向

热线服务电话

如果你已经采取了一些结束自己生命的行动的话,如果你已经服用了大量的药物,那么你应该立即拨打紧急救助电话。

如果你觉得自己有自杀倾向,情况不是很严重的话,或者说只是为了帮助有自杀倾向的家人或者朋友了解一些信息的话,可以浏览网站:suicidepreventionlifeline.org。

特雷弗计划(www.tretrevorproject.org)是专门为男同性恋、女同性恋,双性恋、变性群体年轻人提供的免费咨询热线。号码是:1-866-4-u-TREVOR(1-866-488-7386)。

资源和组织机构

美国自杀学学院(suicidology.org)给那些想要帮助防止自杀的个人或者机构提供专业的信息及培训。虽然说它没有热线,但是它对于那些有自杀倾向的抑郁症患者也提供了一些信息。同时它还提供了一些危机处理中心的地址。

美国自杀预防资源中心(sprc.org)给那些想要更多了解如何处理其他威胁生命的行为的人提供了大量的信息。

杰德基金会(jedfoundaton.org)为大学学生、学生家长以及大学内工作人员都提供了很好的预防自杀资源。

国家有色人种防自杀组织(nopcas.org)针对少数种族提供了一些信息。

7 寻求你所需要的帮助

劳动法及劳动歧视

如果你认为你因为抑郁症或者其他心理疾病而被就业单位歧视的话,你可以通过网站 eeoc.gov 或者打电话 1-800-669-4000

联系联邦平等就业机会委员会 EEOC。同时该网站还有关于心理疾病患者就业时实施《美国残疾人法律条令》的信息：eeoc.gov/policy/docs/psych.html.

波士顿大学精神病康复中心网站上也为那些想更多了解因为心理疾病而违反《美国残疾人法律条令》的调解办法的劳动者或者雇主提供了一些信息：www.bu.edu/cpr/reasaccom。

如果向美国教育部公民权利办公室提交歧视诉讼请浏览 ed.gov/about/offices/list/ocr/docs/howto.html。

戴维·贝兹伦法官心理健康中心是致力于促进提升心理疾病患者合法权益及公司权利的机构。网站 bazelon.org/news-publication/other-resources/other-resources-about-civil-rights-and-the-ada.aspx 上面有很多相关在线资源的列表。

美国人力资源管理学会（www.shrm.org）提供了一个专业的在线文献及信息数据库，帮助雇主为那些有身心残疾的雇员提供合理的处理办法。

寻找真人及在线支持

抑郁症双向支持联盟（DBSA，www.dbsalliance.org）是一个全国性的组织，该组织旨在为那些诊断患有心理疾病的患者提供教育帮助及一些支持。同时它还提供一些关于由当地曾经患有过类似疾病的病人组织的一些群组的信息。DBSA 经营着一个网站 www.facingus.org，这个网站给那些正在从抑郁症中恢复的患者提供一些有效的治疗规划。

让你的家人参与其中

抑郁症认识之家（familyaware.org）是一个全国性的组织，目的是帮助抑郁症患者家人学习一些调理抑郁症及自杀倾向的有效方法。

对于军人,毒品滥用和精神健康服务管理局(SAMHSA)网站 www.samhsa.gov/militaryfamilies 为军人及其家属提供了专门的信息。

8   伴生疾病

从酗酒中恢复的一些资源

匿名戒酒互助社(AA)可能是最著名的"12 步"项目了,AA(aa.org)通过"每天进步一点点"的方式帮助人们戒酒。它鼓励大家参与一些常规的、自由的群组,坚持 12 步法。虽然说这个组织没有任何宗教的色彩,但是要知道 AA 通常会使用一些精神层面的语言说。

节制饮酒管理协会(MM)(moderation.org)和 AA 比起来在治疗方法上有几点不同。它努力把问题扼杀在萌芽阶段,而不是等问题都形成了才解决。在这种方法里不一定人人都以戒酒为目标,有的人可以选择减少他们的饮酒量。

理性回归(RR)的理念和 AA、MM 那样的组织不同,它强调通过个人的努力从酗酒中恢复。RR 的网站 rational.org 提供了一些判别技巧,帮助判别那些不健康饮酒形式及欲望。

自我管理与恢复训练(SMART, smartrecovery.org)提供在线及面对面的谈话方式,鼓励戒酒但是又不是通过 12 步法来。它强调解决问题,同时分清轻重缓急。

其他滥用的药物

美国国家药物滥用研究所（drugabuse.gov）是一个联邦机构，该机构提供一些关于治疗药物滥用疾病的可靠的实时信息。

还有很多的匿名形式的一些组织，意思就是说你参加这个组织不用告诉别人你的真实姓名。如今比较流行的有：

可卡因匿名会（ca.org）；

大麻匿名会（marijuana-ananymous.org）；

冰毒匿名会（www.crystalmeth.org）。

焦虑症

美国焦虑症协会 adaa.org 是寻找焦虑症及其治疗方法的绝佳地点。

人格障碍

近年来出现了一种治疗伴随人格障碍产生的一系列问题，尤其是边缘型人格的方法，这种方法名叫"辩证行为疗法"。该方法由心理医生马莎·林丽韩发明，旨在教授患者一些实用的调节复杂情绪，学习有效人际交流技巧以及处理消极情绪的技巧。我通过用马修·麦克凯、杰弗里·伍德和杰弗里·布兰特丽所著的《辩证行为疗法》来介绍这些概念，这本书里有大量的建立适应性的实用方法。

其他有效治疗人格障碍的方法是一种转移疗法，叫转移心理疗法，该方法是一种让人格改变对自身以及其他人不恰当的观点，且以心理治疗为主的方法。同时该方法主要通过区别患者本人的一些思想和情感与别人的思想和情感达到治疗的目的。你可以在网上查到更多关于这种治疗方法的信息,但是很多这些网站都主要是面向于那些业内专家的。

9　抑郁症发生结束后继续照顾自己

美国心理卫生协会网上有本书前面提到过的 PHQ-9 表格的电子版。该表格可以在你恢复抑郁症期间帮助你不时地监督自己的一些心理健康状况。

同时该协会还经营着另外一个网站 liveyoulifewell. org/go/live-your-life-well/ways,这上面有 10 种工具,帮助你照顾自己,同时维持自己的健康人际关系。

总　　结

我希望上面我所介绍的这些资源能让你对抑郁症有一个更好的认识,帮助你知道怎样防止抑郁症将来复发。从抑郁症中恢复是一个过程,需要时间、耐心以及决心。我希望你能以你为自己的健康而所作的努力感到自豪。最理想的情况是当你在与抑郁症做斗争的时候,你能对自己本身有一个好的了解,而且还知道要怎样才能更好地照顾自己。最最重要的是,我希望当你在从抑郁症中恢复的时候,你能对自己多一些同情,而且你可以把这种同情心延伸到其他那些正在与抑郁症战斗的同胞中去。

致　谢

　　我想感谢我的好朋友及同事——乔·卡普兰，是他最初劝说我为新哈宾格出版社写这本书，如果没有他，也不会有这本书面世。

　　另外要谢谢新哈宾格出版社的梅丽莎和柯克，你们是非常出色的编辑，我要谢谢你们对我及时的反馈以及对我的耐心，当然，最应该谢谢你们能给我这么一次机会。还要谢谢威尔·德鲁依，谢谢你细致地审稿。

　　接下来是我的父亲和母亲，我希望他们的书架上会有这本书。借此机会我要对他们说，爸爸妈妈，我爱你们。还有我的家人：格兰特，凯蒂，托马斯，詹姆斯，凯若琳，凯耶，亚当，汉特，大卫以及科莉，我爱你们所有人。

　　特别要谢谢我在加州理工学院咨询中心的朋友及同事，谢谢你们在我写这本书期间对我的支持与鼓励。当然，还有阿拉巴马大学和迈阿密大学心理学院，迈阿密大学学生咨询中心，弗吉尼亚大学 CAPS 中心，波士顿大学 UCS 中心以及俄亥俄州大学 CPS 中心的员工，从你们那儿我收获很多。特别感谢凯伦·

曼特兰·席勒博士支持我的人际关系疗法。

丹和凯伦，在我写书的时候由于太忙，所以不能和你们聊天，谢谢你们对我的支持和理解。还有布丽姬特，谢谢你的鼓励和支持。比尔·吉安索罗，黛比·多菲，大卫·罗依，莱斯利·约翰逊，还有约翰·加斯科，谢谢你们一直支持我。还要感谢"拒绝随波逐流"团队的每一个人，我很荣幸可以成为你们这个家庭中的一分子。

最重要的，纳尼·威廉还有大卫，这本书是献给你们的。我知道我自己独自一人熬夜写书的那段日子对你们来说很煎熬，但是你们都是如此地理解。我爱你们，胜过一切。